漢方でできる がんサポーティブケア

エビデンスを活かす

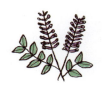

金沢医科大学腫瘍内科学 主任教授
元雄良治 著

南山堂

序

　がん医療の風景がこの5年間で大きく変化していることは，多くの人が感じていることでしょう．それは，医療関係者と患者・家族とのコミュニケーション，遺伝子診断による治療法の選択，薬物療法とその副作用の早期発見・対策，がんサバイバーシップ，地域連携など，多くの側面での進歩によるものです．なかでも，がん薬物療法では，2018年にノーベル医学・生理学賞を受賞された本庶佑先生が開発を牽引した免疫チェックポイント阻害薬の普及が特筆されます．免疫チェックポイント阻害薬は，完全にがんが治癒してしまうくらいの画期的な有効性が認められますが，一方で，重篤な免疫関連有害事象も経験されたことから，使用に際しては診療科・多職種間での連携が必須となりました．また，従来の細胞障害性抗がん剤や21世紀に多く開発された分子標的薬をさまざまに組み合わせたレジメンも考案され，臨床試験によってそのエビデンスが検証されてきました．このようにして実臨床に登場してきた治療法がその効果を最大限に発揮し，安全に使われるには，サポーティブケアが必須です．

　本書は漢方を用いたがんサポーティブケアを行うための考え方や方法をまとめた書籍です．以前は漢方を「エビデンスのない領域」といって相手にしなかった医療関係者が多かったのですが，2001年から導入された漢方医学教育の普及によって，学生時代から漢方に接する若い医師が増え，現在では，漢方を知らない指導医層との逆転現象が起きています．また，この10年間で医療用漢方製剤に関するエビデンスも増えてきています．将来，漢方をまったく知らずに医療に従事することは困難になるかもしれません．そして，がん治療，特に混合病態である薬物療法の副作用には，多成分系である漢方による全人的な診断と予防・治療が提

案できます．さらに本書では薬物療法に加え，術後の体力低下やリンパ浮腫などといった外科的治療に伴う症状や，がん性疼痛，がん悪液質などの緩和ケアにも言及しました．まさに，「標準治療を完遂するための漢方」が本書のテーマです．

　また本書は，がん医療に携わる多くの医師・看護師・薬剤師をはじめ，多職種の方々に読んでいただける内容になっています．これからがんサポーティブケアに漢方を使ってみようと考えている医師にとっては，英語論文中心のエビデンスの紹介や豊富な症例を日常診療に活かしていただけると思います．また，看護師・薬剤師には，医師への処方提案や医師の処方の理解などに役立てていただけることでしょう．本書は3章構成になっていますので，これから漢方をがんサポーティブケアに応用してみようと思われている方は，ぜひ第1章「がんサポーティブケアと漢方」から読んでください．第2章「がんサポーティブケアで用いられる漢方製剤」は参照用です．サポーティブケアで用いられる方剤を厳選しましたので，知りたい漢方処方のページを開いてみてください．そして，第3章「症例からみる 症状別がんサポーティブケア」が本書の最も重要な章であり，読者の皆さんの関心があるところかと思います．症状別に代表的な漢方処方やエビデンス，症例呈示，ケアのポイントなどを記載しましたが，症状によってはまだ未開拓の領域が多いので，読者の皆さんからのご意見をいただけますと幸いです．

　「書物を読まずに医学を学ぶ者は海図のない海を航海しているようであり，書物ばかり読んで患者を診ない者は全く海に出ないに等しい」というウイリアム・オスラー博士の名言がありますが，読者の皆さんも本書を機に「漢方の海」へと漕ぎ出してみてはいかがでしょうか．

　最後に，本書の企画・編集にご尽力いただいた株式会社南山堂編集部の松村みどり氏に深く感謝いたします．

　2019年(令和元年)5月

元雄　良治

目次

第1章 がんサポーティブケアと漢方 　1

① がんサポーティブケアの基礎知識 …………………… 2
1. がんサポーティブケアとは ………………………… 2
2. がんサポーティブケアがなぜ必要か ……………… 4
3. がんサポーティブケアで重要なこと ……………… 8
4. がんサポーティブケアにおける多職種連携 ……… 9
5. 日本がんサポーティブケア学会 …………………… 12

② 漢方の基礎知識 …………………………………… 14
1. 漢方医学とは ……………………………………… 14
2. 漢方医学における人体の考え方 …………………… 17
3. 漢方医学における診察・診断 ……………………… 21
4. 薬剤としての漢方製剤 ……………………………… 23
5. 漢方と現代医学の融合 ……………………………… 26
6. 漢方のエビデンス ………………………………… 29

③ がんサポーティブケアにおける漢方 …………… 32
1. がん治療になぜ漢方を用いるか …………………… 32
2. がんサポーティブケアに漢方を用いるメリット … 34
3. チーム医療と漢方 ………………………………… 40
4. 漢方がんサポーティブケアと産学官の連携 ……… 42

v

第2章 がんサポーティブケアで用いられる漢方製剤　45

- 加味帰脾湯 …………… 46
- 桂枝加朮附湯 ………… 48
- 牛車腎気丸 …………… 50
- 五苓散 ………………… 52
- 芍薬甘草湯 …………… 54
- 十全大補湯 …………… 56
- 潤腸湯 ………………… 58
- 大建中湯 ……………… 60
- 人参養栄湯 …………… 62
- 麦門冬湯 ……………… 64
- 半夏厚朴湯 …………… 66
- 半夏瀉心湯 …………… 68
- 補中益気湯 …………… 70
- 麻子仁丸 ……………… 72
- 抑肝散 ………………… 74
- 六君子湯 ……………… 76

第3章 症例からみる症状別がんサポーティブケア　79

① 全身倦怠感，疲労感，術後の体力低下 …………… 80
　1. 全身倦怠感 …………………………………………… 81
　2. 疲労感 ………………………………………………… 86
　3. 術後の体力低下 ……………………………………… 89

② 血球減少 …………………………………………………… 93
　1. 赤血球減少(貧血) …………………………………… 94
　2. 白血球減少(好中球減少) …………………………… 97
　3. 血小板減少(出血傾向) ……………………………… 101

③ 悪心・嘔吐，食欲不振 …………………………………… 104
　1. 悪心・嘔吐 …………………………………………… 105
　2. 食欲不振 ……………………………………………… 110

④ 便通異常，イレウス（腸閉塞） ……………………… 115
  1. 下　痢 ……………………………………………… 116
  2. 便　秘 ……………………………………………… 122
  3. イレウス（腸閉塞） ……………………………… 126

⑤ 粘膜炎（口内炎） …………………………………… 130

⑥ 末梢神経障害，帯状疱疹後神経痛，こむら返り …… 138
  1. 末梢神経障害 ……………………………………… 139
  2. 帯状疱疹後神経痛 ………………………………… 144
  3. こむら返り ………………………………………… 148

⑦ 皮膚・爪障害 ………………………………………… 152

⑧ 浮　腫 ………………………………………………… 158

⑨ 咳　嗽 ………………………………………………… 163

⑩ がん性疼痛 …………………………………………… 168

⑪ 不眠，うつ症状 ……………………………………… 173

⑫ がん悪液質 …………………………………………… 179

付録　症状と漢方方剤の対応一覧 ………………………… 184

索　引 ……………………………………………………… 185

コラム
- 複数方剤の併用 …………………………………………… 78
- 味覚障害に対する漢方 …………………………………… 137
- 間質性肺炎と抗悪性腫瘍薬・漢方製剤 ………………… 167

第 **1** 章

がんサポーティブケアと
漢方

第1章では，漢方を用いたがんサポーティブケアを行うため
に必要な基礎知識を解説します．まずは，がんサポーティブケ
アとはどのようなものか，漢方とは何かを理解し，さらに本書
のテーマである漢方を用いたがんサポーティブケアについて総
論的にまとめました．これから漢方を用いたがんサポーティブ
ケアを始めてみたいと思っている人は，まずは，本章から読み
進めてみてください．

1 がんサポーティブケアの基礎知識

1. がんサポーティブケアとは

● がんサポーティブケアの定義

　がん治療，特に薬物療法では，ほとんどの例でなんらかの副作用が出ます．しかし，治療のためにはそれだけ身体に大きな負担をかけてでも，がん細胞を攻撃しなければなりません．このような副作用が患者を苦しめるために，「抗がん剤治療はつらいもの」という印象を与えてきたのでしょう．

　米国国立がん研究所（National Cancer Institute，NCI）では，がんサポーティブケア（英語では"Supportive Care in Cancer"と表記し，この名を冠した医学雑誌もあります）を次のように定義しています．**「がん患者が治療を受ける際の種々の副作用を軽減し，さらに心身・社会的・スピリチュアルな問題に早期に対応して，各治療がその効果を最大限に発揮できるようにするためのすべての医療行為を指す」**．なお，日本語では，サポーティブケアを「支持療法」と訳すことが多いですが，日本がんサポーティブケア学会の田村和夫理事長（2019 年現在）は，より広い取り組みを含む「支持医療」とすべきであると強調しています．

2　第1章　がんサポーティブケアと漢方

● がん治療に伴う症状を軽減・予防

　つまり，**がんサポーティブケアとは，がんそのものの直接的な治療ではなく，治療に伴う副作用を軽減させたり，予防したりするケアのことを指します**．薬物療法に伴う好中球減少に対処するための薬剤の使用から，患者の心のケアまで含みます．それはちょうど，けがをした部位をサポーターで保護すると，楽に動かせるようなものです．

　かつては薬物療法において，患者が最も不安に感じることは悪心(吐き気)でした．しかし，近年の制吐薬の発達により，治療の大部分で吐き気はコントロールできるようになってきました．一方，全身倦怠感・食欲不振・手足のしびれなど，支持療法薬の開発が少しずつ進歩はしているものの，実際にはまだ未解決の課題として残っている症状もあります．

　さらにこのような身体的な症状以外に，うつ状態や，怒り・悲しみなどの感情，仕事の継続，家庭生活の問題，生きがいなどの「全人的な」ケアが必要になっています．**がんサポーティブケアはまさに全人的なアプローチで，患者や家族をサポートしていく医療です**．

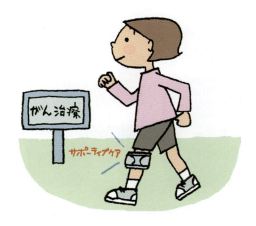

① がんサポーティブケアの基礎知識

2. がんサポーティブケアがなぜ必要か

● **治療を完遂するため**

　がん治療にあたって，薬物療法や手術，放射線療法が予定通り実施できれば，有効性と安全性のエビデンスのあるこれらの治療法の効果が発揮されます．この「エビデンス(科学的根拠)がある」とは，臨床試験(特にランダム化比較試験)で効果があり，副作用も明らかになっていることを意味します．しかし，治療が十分な有効性を発揮するには，副作用を上手にコントロールして予定通りに実施されることが重要です．そのために，サポーティブケアが不可欠なのです．たとえば，薬物療法を始めたものの副作用に耐えられず，治療を中止せざるを得ないような場合があります．そのような状況は，患者にとっては効果が得られないまま，苦痛を感じるだけの治療となってしまいます．そのような状況をできる限り避けるために，サポーティブケアはあるのです．まさに治療とサポーティブケアは車の両輪といえるでしょう(図1-1-1)．

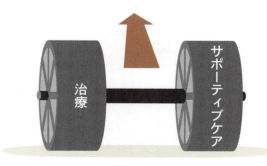

図 1-1-1　がん治療とサポーティブケアの関係

たとえば，薬物療法で週1回・3週連続，1週休薬が1サイクルというスケジュールのレジメンを考えてみましょう．第1週で通常量の薬剤を投与したところ，第2週で好中球減少や食欲不振がグレード3(好中球数が1,000/mm³未満，体重減少をきたす食欲不振)になったため中止(休薬)し，第3週にようやく投与を再開できたという場合，次のサイクルでは，第1週の投与量を80％に減量して継続しようとします．しかし，それでも副作用が強く出てしまい，中止や休薬が続くと，結局治療自体が中止となり，せっかくの腫瘍縮小効果のある治療法の恩恵を受けることができません．もちろん，治療ができないということは，腫瘍も増大してしまいます(図 1-1-2)．

　副作用の出方には個人差があり，細かい配慮が必要です．しかし，**サポーティブケアによって副作用をコントロールできれば，治療をスケジュール通りに実施できます**．たとえば，本書のテーマでもある医療用漢方製剤を薬物療法開始時から併用することで，全身状態(performance status, PS)の低下を防ぎながら腫瘍サイズの縮小や制御ができるようになり，進行・再発がんでは，薬物療法の目的である，「QOLのよい延命」にもつながります(図 1-1-3)．

● 患者の QOL を維持するため

　近年，外科手術では内視鏡手術や身体に負担の少ない(低侵襲)手術が多く行われるようになり，また，外来化学療法の進歩によって，がん治療を受けながら仕事や子育てを続ける人が増えてきました．そのような患者にとっては，QOLが良好か，そうでないのかが大きな問題になります．2012年6月の第2期がん対策推進基本計画では，4つの重点的課題の1つに「働く世代や小児へのがん対策の充実」が掲げられ，3つの全体目標の1つに「がんになっても安心して暮らせる社会の構築」が挙げられています．そして，個別目標のな

① がんサポーティブケアの基礎知識　　5

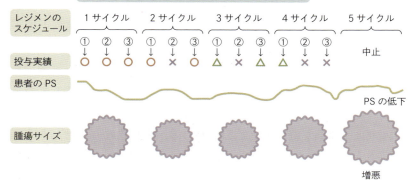

図 1-1-2　腫瘍の経過①　薬物療法を途中で中止したとき

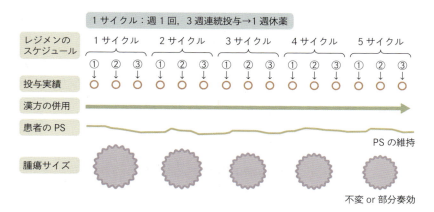

図 1-1-3　腫瘍の経過②　漢方を併用して薬物療法を完遂できたとき

漢方製剤を薬物療法に併用することにより，標準的な薬物療法が実施され，患者のPS低下が少なくなり，腫瘍サイズが不変ないしは部分奏効となる可能性が高まる．

かに「がん患者の就労を含めた社会的な問題」が取り上げられています．

　そこで，特に働きたいと希望している患者にとってはQOLを犠牲にするような治療は避ける必要があります．しかし，一方で治療効果が低下しないような配慮をしなければなりません．医療者にとっては，がん治療が最優先されるべきことであり，仕事を続けることはそれほど重要に思われないかもしれません．しかし，がん治療にはそれなりの経済的負担がかかります．仕事を休めば，あるいは仕事を辞めてしまっては収入が減ったりなくなったりしてしまいます．これではお金が出ていくばかりで入ってきません．**QOLを良好に保つことは患者にとっては死活問題なのです**．また，子育て中の若い女性患者にとっては，これからの家庭のこと，子どものことで頭がいっぱいになるでしょう．しかし，治療中のお母さんのQOLがよいことは，家族（特に夫や子ども）にとって，「心の太陽が輝いている」ことを意味します．

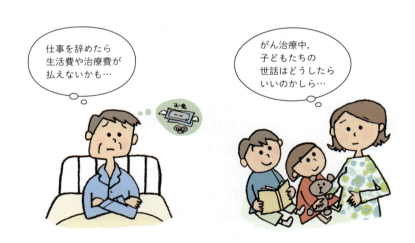

QOLの維持は患者にとって死活問題！

3. がんサポーティブケアで重要なこと

● 患者の状態を見極める

 症状が出ている部位だけでなく，患者の全身に目を配ることが重要です．できるだけ患者に接し，髪の毛から爪先まで，前面だけでなく，背面からも観察（診察）するようにします．患者も自分のことをよく診てくれることを喜びます．たとえば，肺がん患者が外来化学療法中に腹痛を訴えた場合，日ごろから胸部（呼吸器）だけでなく，腹部も診ていれば，以前の所見と比較できます．また，診察中に「あっ，実は背中のその部分が痛いことがあります」など，問診だけではわからない，患者自身も気づかなかった症状が思い出されることもあります．診察を通して話題が生まれ，手によるタッチや言葉によるタッチから，心によるタッチにつながります．そうすれば医療者と患者の間に親しみが生まれ，信頼感にもつながります．

● 患者・家族・他職種の声に耳を傾ける

 通院中，副作用と思われる症状が出ると，患者が自己判断で経口薬をやめてしまうなど，服薬アドヒアランスの低下が問題になることがあります．服薬アドヒアランスが100％であれば，予想通りの効果が見込めるのですが，実際の服用状況をみると，1日3回服用すべきところが2回や1回になってしまっていることもあります．また，逆に副作用と思われる症状が出ているのに，治療を継続したいがために，辛い症状を医療者に隠したりする患者もいます．

 患者の本音は家族が知っているでしょうし，たとえばそれらの情報を最も知る機会が多いのは，患者と接する時間の長い看護師でしょう．**患者・家族・他職種の声には積極的に耳を傾け，精神的なあるいはもっと上のレベルである人生観・価値観にも配慮できる医療者**でありたいものですね．

8　　第1章　がんサポーティブケアと漢方

4. がんサポーティブケアにおける多職種連携

● なぜ多職種連携が重要なのか

　がんサポーティブケアのキーワードの1つは,「多職種連携」です．がんサポーティブケアにおいて,なぜ多職種連携が必要なのでしょうか．それは,たとえば患者しかわからない自覚症状や細かい感情の起伏・悩みは看護師が,薬剤に関する具体的な助言は薬剤師が,地域の利用可能な施設の情報提供などは医療ソーシャルワーカー(MSW)が対応できるからです．

● CSTとがん治療サポート外来の取り組み

　筆者の所属する金沢医科大学病院では,化学療法サポートチーム(chemotherapy support team, CST, 筆者が命名)を2013年2月に結成しました(図1-1-4)．チームビジョン(目指すべき姿)は「化学療

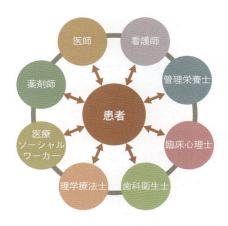

図1-1-4　金沢医科大学病院CSTに参加している職種
各職種がチーム内で果たすべき役割を担い,カンファレンスを行うことで情報の共有,共通の目標を持ち協働する.

法を受ける患者を全人的・集学的にサポートする多職種協力型チーム」です．医師(腫瘍内科医)・看護師(がん看護専門看護師，がん化学療法看護認定看護師)・薬剤師(がん専門薬剤師)に加え，理学療法士や医療ソーシャルワーカー，管理栄養士，臨床心理士などといった多職種で構成されており，看護師がチームリーダーとなって，患者の声をメンバー間で共有しています．

　CST では，毎朝のショートミーティングのほか，チームリーダーの看護師が問題のある患者の外来担当医(外科医など)に連絡をとり，都合のよい日に CST カンファレンスを開催し，問題の解決に向けてそれぞれの立場で意見を交わすなどの活動をしています．カンファレンスで取り上げられる問題は身体的問題(口内炎，皮膚・爪病変，食欲不振，末梢神経障害など)や心理的問題(うつ状態や治療継続への迷いなど)，地域連携(自宅近くのクリニックとの連携など)，家族へのサポートなどさまざまな領域に及びます．そのほか，院内の緩和ケアチームや栄養サポートチームとも連携をとり，活動をしています．

　また，医師は治療方針の決定や実際の処置などをしますが，金沢医科大学病院集学的がん治療センター(腫瘍内科)では，外来化学療法室にがん治療サポート外来を併設しています．がん治療サポート外来では，CST と連携して，薬物療法を中心としたさまざまながん治療に伴う患者の悩みを少しでも拾い上げ，対応策を考えています(図 1-1-5)．外来化学療法室にはさまざまな診療科を受診中の患者や家族が集中するため，常駐する腫瘍内科医は診療科横断的に対応できます．

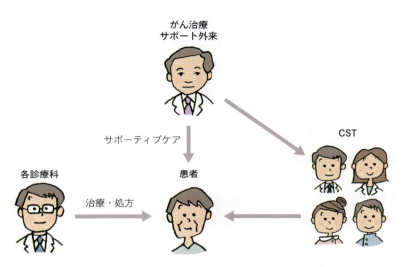

図 1-1-5　金沢医科大学病院におけるサポーティブケアの流れ

● **活動をはじめるポイント**

　読者の皆さんのなかには，薬物療法に関わるチームのメンバーとして活動をしたいと考えている人もいると思います．まずは，たとえば病棟では，**サポーティブケアを行っている医師に積極的に対診を依頼したり，チームの看護師などに連絡することから始めましょう**．しかし，ふだんの外来診療時間内では十分な意見交換ができないので，まずは夕方などに医療チーム内でカンファレンスをするなどといった工夫をするとよいでしょう．

　そのようなチームやがん治療サポート外来などがない施設では，**まずは院外で連携できる医師・病院を探すことが重要です**．院内では，まずは協力できるメンバーが集まってカンファレンスを開くのもよいでしょう．カンファレンスでは，具体的な患者を呈示することがメンバーの動機付けになります．

① がんサポーティブケアの基礎知識　　11

5. 日本がんサポーティブケア学会

● 日本がんサポーティブケア学会設立の目的

これまで述べてきたがんサポーティブケアの理念をもとに，これらの学術的発展を推進する団体として，**2015年に日本がんサポーティブケア学会（JASCC）が設立されました**．JASCCはその設立の目的を「がん患者に必要な支持療法について学術的活動を行う団体で，多職種が参画するチーム医療のもと，がん治療を安全で効果的に実施するための支持療法を発展させ，学際的・学術的研究を推進し，その実践と教育活動を通して国民の福祉に貢献することを目的とする」としています．

● 日本がんサポーティブケア学会で扱う領域

日本がんサポーティブケア学会には，さまざまな部会があり，がんサポーティブケアで扱う領域が網羅されています（表1-1-1）．たとえば，全身倦怠感や疲労はCachexia（カヘキシア）部会，食欲不振はCINV部会が主に扱っています．部会のなかには独立性の高いものから，ほかの部会と関連しているものまでさまざまです．特に，筆者が部会長を務めている漢方部会は，ほとんどの部会と関係し，活動しています（図1-1-6）．

表 1-1-1　日本がんサポーティブケア学会の 17 部会

- Cachexia 部会（がん悪液質）
- CINV 部会（薬物療法による悪心・嘔吐）
- FN 部会（発熱性好中球減少症）
- Oncology emergency 部会（腫瘍緊急症）
- 痛み部会
- 患者・医療職部会
- 漢方部会
- がんリハビリテーション部会
- 高齢者のがん治療部会
- 骨転移と骨の健康部会
- サイコオンコロジー部会（精神腫瘍学）
- サバイバーシップ／患者会・遺族家族支援部会
- 神経障害部会
- 妊孕性部会
- 粘膜炎部会
- 皮膚障害部会
- リンパ浮腫部会

カッコ内は筆者の説明．
CINV：chemotherapy-induced nausea and vomiting
FN：febrile neutropenia

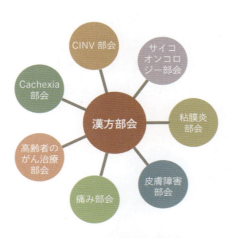

図 1-1-6　各部会と漢方部会との関わり

① がんサポーティブケアの基礎知識

2　漢方の基礎知識

1. 漢方医学とは

● 漢方は日本の伝統医学

　読者の皆さんは「漢方は中国の医学」と考えている人が多いのではないでしょうか．確かに漢方は，古代中国医学が起源です．日本には6世紀までには朝鮮半島を経由し，仏教などの大陸文化とともに伝来したとされ，7世紀ごろには遣隋使・遣唐使によって中国から直接，伝えられるようになりました．しかし，その後日本人にあった医学として，特に江戸時代に独自の発達を遂げました（図1-2-1）．

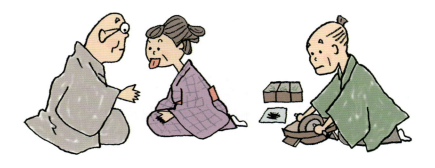

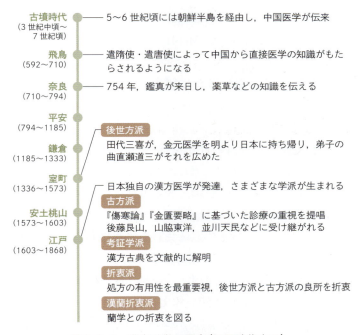

図 1-2-1　漢方医学の歴史（江戸時代まで）

日本のほか，中国では中医学，朝鮮半島では韓医学としてそれぞれ発達を遂げた．

このときに，オランダ（和蘭，和蘭陀などと表記）から伝えられた医学を「蘭方」と呼んだのに対して，「漢方」と呼ぶようになりました．「漢」は中国のことで，「方」は方法・やり方というような意味です．また，中国の漢の時代に書かれた古典医学書である『傷寒論』に基づく，という意味もあるようです．そのため，中国には1990年代まで「漢方」という言葉がなかったそうです．このように，**漢方医学は長い歴史を有する，日本の伝統医学なのです**．ときどき，新聞などで「中国の漢方薬」という表現が出ていることがありますが，これは不適切ですね．

　漢方は英語では"Kampo"と表記しますが，2000年からは米国医学

図書館(National Library of Medicine, NLM)が運営する PubMed の用語(Medical Subject Headings, MeSH)にも正式に追加されました．

● 漢方医学には漢方薬のほかに鍼灸も含まれる

「漢方」と聞くと，漢方薬を思い浮かべる人が多いと思いますが，**実は鍼灸(しんきゅう，はり・きゅう)も漢方医学に含まれます**．しかも，日本の鍼灸は独自の進化を遂げた世界に誇るレベルなのです．欧米などでは補完代替医療の代表格は鍼治療で，医師が施行します．日本には鍼灸師(はり師，きゅう師)という職種がありますが，欧米ではそのような職種がないので，医師が治療手段の1つとして使っています．**日本の医師免許も本当は鍼灸を使える資格なのですが，実際に治療を行う医師は少ないです**(それには時間的あるいは経済的な理由があります)．日本の鍼は繊細で，治療に伴う痛みなどはありませんし，使い捨てなので感染の心配もありません．なお，一部の疾患では鍼灸が保険適用されています(医師が診断書を作成する場合もあります)．

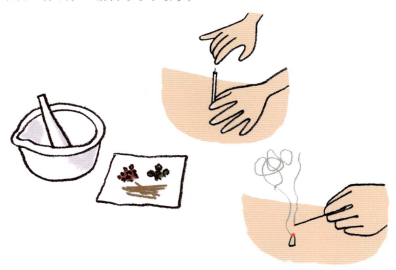

2. 漢方医学における人体の考え方

　まずは，漢方医学における基本的な考え方を解説します．これまで学んできた現代医学の知識をいったん横に置いて，漢方医学ではこう考えるのか，と思って読んでください．一部，現代医学と共通するもの，現代医学の考え方でも理解できるものもありますが，「現代医学で解釈できないからおかしい」と考えず，漢方医学の基本を理解しようとしてみてください．

● 気・血・水

　「気・血・水」とは，生体を構成する3要素です（図1-2-2）．「気」は生命活動を営む根源的エネルギーです．皆さんも「やる気」「気力」「元気」など，「気」という文字の入った単語をふだんから使っているでしょう．人体だけでなく，自然界でも気候，天気，電気，磁気など目には見えないですが，エネルギーとして存在を知るものがあります．空気（宗気）や飲食物（水穀の気）にも気が存在します．「気」には「先天の気」と「後天の気」があり，先天の気は親から受け継いで「腎」のエネルギーとなって存在し，成長・生殖に関連し，老化とともに衰えます．後天の気は呼吸と消化によって得られます．**「血」は血液と同義と考えてよいです**．飲食物の気（水穀の気）の一部が肺で赤色に変化したものです．**「水」は生体を流れる「血」以外の無色の液体**とされ，「血」のように赤色に変化しなかったものです．

　そして「気」がないと，「血」も「水」も動かないのです．ちょうど「春の小川はさらさら行くよ」の歌詞のように，**気・血・水がスムーズに流れていることが健康な状態なので，特に「血」「水」を動かす「気」が重要です**．

② 漢方の基礎知識　　17

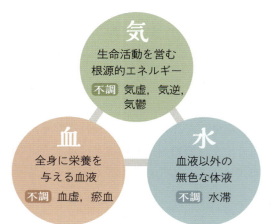

図 1-2-2 気血水とは
気が血と水を動かす．

● 五 臓

「五臓」とは，肝・心・脾・肺・腎のことです．「かんしんひはいじん」と覚えましょう．漢字は同じですが，現代医学の臓器とは異なる概念なので要注意です．これは，江戸時代に西洋医学の解剖学用語を和訳する際に，以前から存在していた五臓の名前を使ったことが原因です．漢方医学においては，これら五臓が生体を構成し，維持しているとされています．

「肝」は肝臓ではなく，精神活動をコントロールします．「心」は意識レベルを保持します．「脾」は消化吸収を担当します．「肺」は呼吸を担当し，皮膚の機能にも関係します．「腎」は発育や生殖能，水分調節に関係します．肺や腎のように現代医学でいうところの肺や腎臓の機能と通じるものもありますが，現在の意味とはかなり違ったものもありますね．そしてこれらは，図 1-2-3 のように「相生相克」と言って，お互いに促進的あるいは抑制的に作用します．

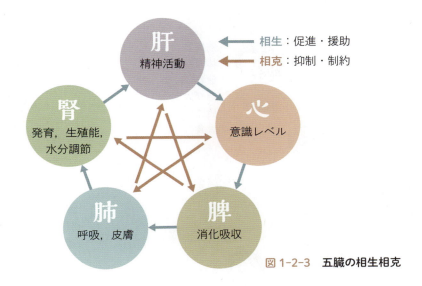

図 1-2-3　五臓の相生相克

● 陰陽・虚実・寒熱

　何か外部から私たちの心身のバランスを乱すようなこと(外乱因子)があったとき，それに反応する形は個人によって違います．この生体反応をどのようにとらえるかが，陰陽・虚実・寒熱の考え方です．自然界を「陰陽」で理解する考えを「陰陽論」と言い，相反する2つの性質を「陰」と「陽」に分けます．たとえば，昼(明)と夜(暗)，夏(暑)と冬(寒)，などです．確かにわかりやすい考え方であり，これによって人体も理解しようとしたのでしょう．

　外乱因子によって心身のバランスが崩れた際に，それを修復しようとする反応が，熱性・活動性・上昇性のものを「陽証」とし，寒性・非活動性・下降性のものを「陰証」と定義します．外乱因子が強力で，これに対応する生体反応に気血が大量に動員される状態を「実証」とし，それとは反対に，気血の動員量が少ない状態を「虚証」とします．しかし，陰陽と虚実の違いは，陰陽は生体全体の反応であり，虚実は局所の反応である点です．もちろん局所の反応が実の場合，

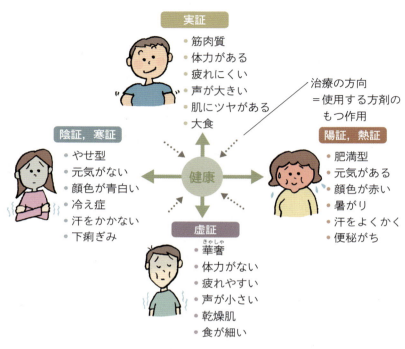

図 1-2-4 陰陽・虚実・寒熱に基づく治療の考え方

　全身の反応が陽であることが多く，局所の反応が虚の場合，全身の反応が陰であることが多いのも事実です．しかし，**実際には虚実中間証もあり，陰陽の境界は不明瞭です．寒熱は，局所の病態を熱性（温かい，赤いなど）か寒性（冷たい，青白いなど）でとらえる**考え方で，更年期障害の女性にみられる「冷えのぼせ（下半身が冷えて，上半身がほてる）」などを理解するのに役立ちます．

　以上のような陰陽・虚実・寒熱の病態認識で診断し，それを二次元で示すと図 1-2-4 のようになります．そして，**治療の原則はゼロ点である健康な状態に持っていくような方向を目指します**．もし，間違って反対方向に向かうような治療を行うと，生体は危険な状態になるので，注意が必要です．

3. 漢方医学における診察・診断

● 四診を用いた診察

漢方医学は西洋医学で用いるような検査機器を用いず，主に五感を用いた診察を行います．これを，**四診と言い，望診，聞診，問診，切診の4つの診察方法があります**(表1-2-1)．それぞれ，視覚や聴覚，嗅覚，触覚などを用いた診察方法です．

表 1-2-1 四 診

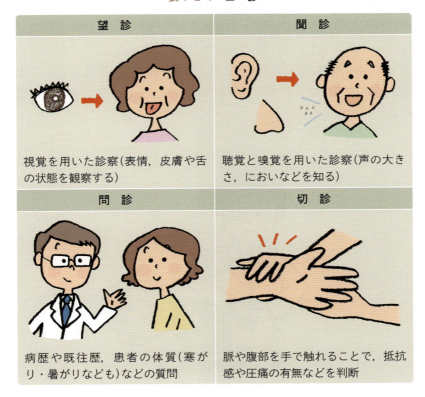

● 漢方医学の診断と治療の特徴

　四診を用いた診察結果をもとに，患者の状態を漢方医学的に，気血水・五臓・陰陽・虚実の各要素ごとに診断します．たとえば，陰証で脾気虚の状態と診断できる患者がいます．このように，**ある時点での漢方医学的な診断を「証(しょう)」と言います**．漢方医学的診断をする目的は，治療方針を決めるためです．漢方では「診断即治療」なのです．そして，**その証に合う漢方処方(方剤)が決まります**．これを**「方証相対(ほうしょうそうたい)」とよびます**．例に挙げた脾気虚の場合には，補中益気湯(ほちゅうえっきとう)などの方剤が選択できます．

　漢方で診察を重視するのは，治療方針を決めるための生体情報を得られるからです．現代医学では，血液検査や画像診断の結果を見るのに忙しく，診察中も電子カルテの画面ばかり見て患者を診ない医師もいるようですが，漢方医学では，「患者を診る」ことが診療において最も重要なのです．まさに，医療の原点に回帰するようです．診察中に医師も患者も気付きが得られ，そのことで診断や治療に新しい情報が与えられることもあります．

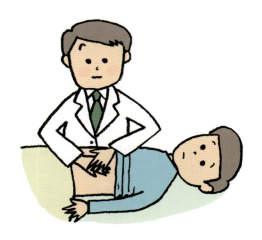

4. 薬剤としての漢方製剤

● 医療用漢方エキス製剤の開発

　もともと漢方は生薬を煎じて服用されていましたが，現代科学・薬学の進歩により，インスタントコーヒーのようにお湯で溶かしたり，そのまま水と一緒に服用したりできるエキス製剤が開発されました．このエキス製剤によって，漢方が身近な薬になりました．**日本のメーカーのエキス製剤の品質は高く，個々の製品のばらつきが少ないので，ランダム化比較試験などの臨床試験にも適しています**．なお，同じ方剤でも，製薬メーカーによって若干の違いがありますが，効果に大きな差はありません．そのような情報を簡単に，かつ完全に知るためには後述のSTORK(p.29)を用いると便利です．

● 漢方製剤の効果発現

　漢方製剤に対して「即効性がない」「長期にわたって服用しなければ効果が得られない」というイメージを持っている人も多いでしょう．しかし，芍薬甘草湯をこむら返りに用いたときなどは，5分程度で効果が出ることもあります．**方剤ごとに効果が出るまでの期間はさまざまです**．また，それは患者の状態などによっても，もちろん変わってきます．そのため，どの方剤をどのくらいの期間服用すればよいかについては，明確な基準がないのが実情です．筆者は，まず2〜4週間程度で効果を確認しています．なお，第3章では各症状の症例紹介のなかで処方例も挙げていますので，参考にしてみてください．

② 漢方の基礎知識　　23

● 漢方製剤の副作用

漢方製剤は生薬由来の成分のため，西洋医学の薬剤よりも「身体に優しい」「副作用がない」というイメージを持たれることがありますが，**漢方製剤にも副作用はあります**．

かつて漢方製剤の重大な副作用として，小柴胡湯による間質性肺炎がマスメディアで大々的に報じられたことがあります．小柴胡湯は慢性肝炎の肝機能改善に効果があるとされていましたが，間質性肺炎による死亡例が発生してしまいました．特に，C型慢性肝炎に使われたインターフェロンとの併用例では間質性肺炎が発症しました．そのため，現在では，添付文書などで重大な副作用として，注意喚起がされています．

その他，**代表的で，なおかつ注意が必要な副作用としては甘草による偽アルドステロン症があります**．甘草にはグリチルリチン酸が含まれます．グリチルリチン酸はアルドステロンに似た作用を持つため，アルドステロンの数値が低いにもかかわらず，アルドステロンの過剰分泌に似た症状（高血圧，浮腫，低カリウム血症など）をもたらします（図1-2-5）．甘草は多くの方剤に用いられており，複数の漢方製剤を用いると甘草が重複し，副作用のリスクが高まるため，処方の際には注意が必要です．「身体がだるい」などの訴えがあったときには，偽アルドステロン症や肝機能障害の可能性があるので，早めに医師の診察を受けるように伝えましょう．がんサポーティブケアでよく用いられる方剤に含まれる生薬で，副作用が認められているものを表1-2-2にまとめました．

また，**漢方同士だけでなく，西洋医学の薬との併用にも注意が必要です**．たとえば，小柴胡湯では，上記の理由でインターフェロンとの併用が禁忌とされていますし，甘草を含む方剤では利尿薬を併用している場合，偽アルドステロン症の重症化リスクが高まるとされています．

24　　第1章　がんサポーティブケアと漢方

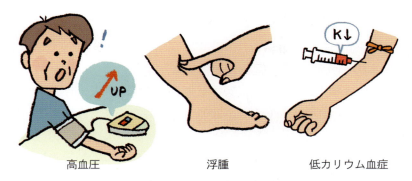

高血圧　　　浮腫　　　低カリウム血症

図 1-2-5　偽アルドステロン症の症状の例

表 1-2-2　がんサポーティブケアで用いられる生薬でみられる副作用

生薬	症状	がんサポーティブケアでよく用いる方剤
甘草（かんぞう）	偽アルドステロン症（高血圧，浮腫，低カリウム血症など），ミオパチー（筋力低下，手足のしびれ）	加味帰脾湯，桂枝加朮附湯，芍薬甘草湯，十全大補湯，潤腸湯，人参養栄湯，麦門冬湯，半夏瀉心湯，補中益気湯，抑肝散，六君子湯
桂皮（けいひ）	発疹，発赤，瘙痒，蕁麻疹など	加味帰脾湯，牛車腎気丸，五苓散，十全大補湯
山梔子（さんしし）	腸間膜静脈硬化症（5年以上の長期服用）	加味帰脾湯
地黄（じおう）	食欲不振，胃部不快感，悪心，嘔吐など	牛車腎気丸，十全大補湯，人参養栄湯
大黄（だいおう）	下痢，腹痛，食欲不振など	麻子仁丸
附子（ぶし）	動悸，のぼせ，舌のしびれなど	桂枝加朮附湯，牛車腎気丸
人参（にんじん）	発疹，発赤，瘙痒，蕁麻疹など	加味帰脾湯，十全大補湯，大建中湯，人参養栄湯，麦門冬湯，半夏瀉心湯，補中益気湯，六君子湯

② 漢方の基礎知識

5. 漢方と現代医学の融合

● 日本の一元的医療制度

　日本では学生時代から西洋医学を中心に学び，診断・治療も西洋医学的に行われます．しかし，2001年に医学教育モデル・コア・カリキュラムに「和漢薬を概説できる」という一文が入ってから，全国の医学部で漢方医学教育が実施されてきました．その結果，1人の医師のなかで東西医学が融合できる可能性が出てきました．日本は一元的医療制度をとっており，現代医学のなかで漢方を処方できます．これは，中医学・韓医学と西洋医学が別々の医学部・医療制度をとっている中国や韓国との大きな違いです．日本こそが漢方と西洋医学を融合して実施できるのです．

● 現代医学のなかで漢方を使う意義

　現代医学は日進月歩です．その最新情報を知る医療者が，**治療オプションとして漢方を使えることは，ちょうど将棋の「持ち駒」が増えるようなもの**で，いろいろな「指し手」が考えられます．

　腹部の診察でも，肝臓が腫大していないか，腫瘤はないか，圧痛はないかという西洋医学的な所見だけではなく，漢方医学的な腹部所見を取ることができれば，適切な漢方処方を想起できます．まさに「ハイブリッド腹診」です．

　このように東西医学の融合ができている医師には，患者はいろいろな話ができます．また看護師・薬剤師にとっても，意思疎通がしやすくなります．そうすれば，医師・患者関係やチーム医療が好循環となり，何より診療が楽しくなるでしょう．

● 漢方の適応をどのように決めるか

　現代医学において，どのような場合に漢方が用いられているか考えてみましょう．表1-2-3のように4つのタイプがあります[1,2]．これは安井廣迪先生によって考案された分類です．

　タイプ1は，**西洋医学に比べて漢方の方が有効である場合**で，たとえば認知症の周辺症状に対する抑肝散加陳皮半夏，小児の感染性胃腸炎に対する五苓散，「こむら返り（有痛性筋痙攣）」に対する芍薬甘草湯などが挙げられます．

　タイプ2は，**漢方が西洋医学の効果を増強する場合**です．たとえば関節リウマチに対するメトトレキサート（メソトレキセート®）と防已黄耆湯の併用例です．また，三叉神経痛に対するカルバマゼピン（テグレトール®）と五苓散も併用による効果増強が報告されています．

　タイプ3は，**漢方が西洋医学の副作用を軽減し，治療を完遂で**

表1-2-3　漢方治療の対象となる病態と「安井分類」

	有効性の増強	安全性の確保
漢方単独	漢方の方が有効 （もともと西洋医学の有効性が低い） タイプ1	西洋医学が使えない （アレルギー・副作用など） タイプ4
漢方併用	漢方が西洋医学の効果を増強する （西洋医学の有効性の限界を打破する） タイプ2	漢方が西洋医学の副作用を軽減し，治療を完遂できる （西洋医学の有効性が明らかで，いかに安全に使うか） タイプ3

（安井による分類をもとに作成）

② 漢方の基礎知識　　27

きるようにする場合です．西洋医学の有効性が明らかで，いかに安全に治療を継続できるかを追求します．たとえば，本書のメインテーマである，がんサポーティブケアに漢方を使う例が挙げられます．がん患者に対して，手術・薬物療法・放射線療法などが行われますが，いずれも体力を消耗したり副作用を伴ったりします．これらに対して漢方を併用することで治療を継続し，その恩恵を享受できるようになります．

タイプ4は，**薬剤に対するアレルギーや副作用のために，西洋医学が使えない場合**です．たとえば，花粉症の治療薬で鼻水は止まるものの強い眠気で困るようなときに，漢方を使うことで眠気をきたさずに鼻炎症状を軽減させる場合です．

● 漢方製剤の保険診療

日本では1967年に6種類の医療用漢方エキス製剤が薬価収載され，1976年には42処方，**2000年時点で148処方が保険診療で使えるようになりました**．近年では，これらのエキス製剤の普及によって漢方を処方する医師が増えてきたことで，保険診療で漢方が処方されることを認識している患者もかなり増えてきました（しかし，いまだに漢方が保険診療で処方可能なことを知らない患者もおり，「漢方って高そうなイメージがあるけど大丈夫？ 保険はきくの？」と質問されることもあります）．

保険診療では処方の際に病名をつける必要がありますが，漢方製剤の保険病名（保険適用，効能・効果）は，しばしば西洋医学的病名とは異なります．たとえば，「冷え症」「心身が疲れ，弱って眠れないもの」などです．自覚症状がそのまま保険適用になっていることが多いのが特徴です．

なお，複数の方剤を併用する場合，保険で査定される場合がありますので，注意が必要です（p.78 参照）．

28　　第1章　がんサポーティブケアと漢方

6. 漢方のエビデンス

● 漢方製剤のエビデンスレポート─EKAT

日本東洋医学会 EBM 委員会〔委員長：筆者(2019 年 5 月現在)〕では，和文・英文を問わず，**網羅的に医療用漢方製剤を使ったランダム化比較試験の論文を拾い上げ，その情報を構造化抄録(書誌事項・試験デザイン・結果・コメントなど)にまとめています**．これを Evidence Reports of Kampo Treatment(EKAT)として日本東洋医学会のホームページで公開し(http://www.jsom.or.jp/medical/ebm/er/index.html)，毎年更新しています．皆さんも漢方のランダム化比較試験を検索するときには EKAT を使ってみてください．なお，EKAT はランダム化比較試験のみを扱うので，症例集積研究などは含まれません．

EKAT には，がんの支持療法として漢方製剤を使ったランダム化比較試験があるので，その有効性の評価を検証してみました．ランダム化比較試験があるという存在診断から，解析方法などの質的診断をしたのが，Advanced EKAT です．EKAT の記載項目に不足しているバイアスリスク(7 項目)，安全性，資金源，利益相反などに関する項目を追加した構造化抄録を作成しました．収載された文献内容を臨床疫学的に解析したところ，漢方製剤の有効性を検証できました．

● 漢方処方の引用元─STORK

これまで，論文中に漢方処方を記載する，あるいは文献を引用するときの標準的方法がありませんでした．もちろん，日本語論文であれば，製品名を記載すれば，日本語が読めて日本の状況を知っている人であれば，用いた薬剤を特定できます．しかし，英語論文では，外国人読者の多くは用いた漢方製剤を理解できず，また，外国人査読者はさまざまな要求をしてくるため，漢方製剤の詳細な説明

② 漢方の基礎知識　29

やそのための図表〔構成生薬の列挙，3次元高速液体クロマトグラフィ（3D–HPLC）のフィンガープリントの呈示，効能・効果の記載など〕で，多くのスペースが使われてきました．

そこで，**漢方の英語論文において，用いた漢方製剤を簡潔かつ完全に引用できる方法はないか，と考え，Standards of Reporting Kampo products（STORK）を考案**し，2017年に報告しました[3]．日本語では「漢方製剤を報告するときの標準（的方法）」です．英語で“stork”は「コウノトリ」を意味し，ニホンコウノトリの英名はoriental stork（東洋コウノトリ）で，東洋医学にも通じるものがあるかもしれません．また，コウノトリには，「赤ん坊はコウノトリのくちばしで運ばれてくる」「コウノトリが住み着いた家には幸福が訪れる」という言い伝えもあるので，海外に出しても悪いイメージはありません．

STORKによって，日本の医療用漢方製剤の情報が1つのウェブサイトの引用で説明できます．論文著者にとっては，書き方が統一され，余分な情報を記載する必要がなくなり，紙面の節約にもつながります．海外の読者や査読者にとっては，STORKを介して日本の漢方製剤の情報にアクセスできるようになります．

それでは，実際に使ってみましょう（**図1-2-6**）．STORKのサイト（http://mpdb.nibiohn.go.jp/stork/）にアクセスすると，サイトの最初に説明が出てきますので，内容に同意するときには，“YES”を選びます．するとアルファベット順に現在，日本で薬価収載されている148処方が表示されます．日本薬局方，添付文書の英訳，医療用漢方製剤の全メーカーの情報がこのウェブサイトから閲覧できます．

論文中でSTORKを用いて漢方を説明するときには，たとえば，麦門冬湯であれば，下記のように記載するとよいでしょう．

“bakumondoto, see http://mpdb.nibiohn.go.jp/stork”

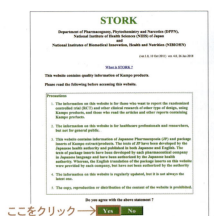 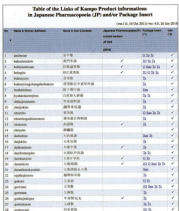

図 1-2-6 STORK の使い方
トップページ（左）の下部の"Yes"（赤囲み）をクリックすると，日本で薬価収載されている 148 処方の情報が表示されます（右）．

　このような形で STORK を引用した論文[4,5]も出てきていますので，読者の皆さんも，漢方製剤を使った臨床研究を英語論文で発表する際には，ぜひ STORK を引用してください．今後は表記方法についてさらに改良を重ね，いずれ処方ごとの URL や PDF を作成したいと考えています．

参考文献

1) Motoo Y：Guest Editorial. "Yasui Classification" for the indications of Kampo treatment. KAIM, 11：1, 2016.
2) Yasui H：Integrating Kampo and evidence-based medicine(Introduction)：Four episodes about the integration of Kampo and modern medicine. KAIM, 10：2-7, 2015.
3) Motoo Y, et al：Standards of Reporting Kampo Products(STORK)in research articles. J Integr Med, 15：182-185, 2017.
4) Yanase T, et al：Efficacy and safety of the traditional Japanese herbal medicine kamikihito for bone marrow suppression, particularly thrombocytopenia, during chemotherapy for advanced recurrent ovarian cancer. Traditional & Kampo Medicine, 2017.
5) Takemoto H, et al：Ephedrine alkaloids-free ephedra herb extract, EFE, has no adverse effects such as excitation, insomnia, and arrhythmias. Biol Pharm Bull, 41(2)：247-253, 2018.

3 がんサポーティブケアにおける漢方

1. がん治療になぜ漢方を用いるか

●「攻撃」ではなく「防御」として用いる

　がん治療に漢方を使うというと，「がん細胞を漢方薬で叩く」という印象を持つ人がいるようです．しかし，そのようないわゆる「抗がん生薬」を日本の医療施設で使うことは通常ありません（仮にそのようなことをするときには，エビデンスを示したうえで行わなければならないでしょう）．あくまで，がんに対する薬剤による攻撃は有効性や安全性にエビデンスのある細胞障害性抗がん剤・分子標的薬・免疫チェックポイント阻害薬に任せるべきです．これらは十分なエビデンスがあるため，高価にもかかわらず保険診療で使えるのです．また，国内外のがん研究者が日夜苦労して新規の有効な治療法を開発しようと懸命の努力をしています．減量や休薬をせずに，規定通りに使うことができれば，患者はその恩恵を受けることができます．しかし，サポーティブケアが不十分で副作用が強く出てしまうと，減量や休薬が続き，十分な効果が出ずに，「この薬剤は効果がなかった」と判断され，次の薬剤・レジメンに移ることになります．

そこで，サポーティブケアの「持ち駒」のひとつとして漢方を用いるのです．エビデンスのある西洋医学の標準治療がその効果を最大限に発揮し，がんを攻撃できるようにするため，サポーティブケアの一環として，漢方が身体の防御を担うのです．すなわち，「標準治療を完遂させる」ことこそが，がん治療において漢方を用いる目的です（図1-3-1）．

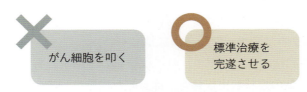

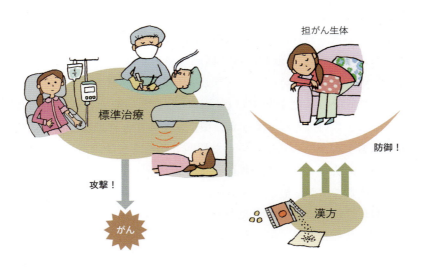

図1-3-1　がん治療において漢方を用いる目的

③ がんサポーティブケアにおける漢方　　33

2. がんサポーティブケアに漢方を用いるメリット

● がんサポーティブケアの問題点

p.2で，がんサポーティブケアとは，「がん患者が治療を受ける際の種々の副作用を軽減し，さらに心理学的・社会的・スピリチュアルな問題に早期に対応して，各治療がその効果を最大限に発揮できるようにするためのすべての医療行為を指す」と説明しました．まさに全人的に対応するということですね．しかし，現代のがんサポーティブケアには，まだまだ問題点も多くあります．

問題点 1 ポリファーマシーになりやすい

1つの症状に対して1つ，時には複数の薬剤が必要な場合があります．**複数の症状が出た場合，症状ごとに処方していくと薬剤数が増加し，ポリファーマシー（多剤併用）の問題が生じます**（「ポリ」は「多くの」，「ファーマシー」は「薬剤」の意味です）．たとえば，悪心・嘔吐があれば制吐薬，腹痛があれば消化器用鎮痛薬，下痢があれば止瀉薬，不眠があれば睡眠導入薬などが処方されていきます．高齢者では，これらに加えてさらに整形外科や泌尿器関係の薬剤が加わっていることも多いので，どうしても薬剤数が増えていきます．

1日に多量の薬剤を服用しなければならないこと自体，患者にとって大きな負担となりますが，薬剤同士の相互作用などによる効果の減退や副作用の発生といった問題も起こります．なお，1箇所の病院・クリニックで処方される薬剤は6種類までにされていることが多いのですが，複数の医療機関に通院している患者の場合，さらに増えていきます．いずれの薬剤も必要があって処方されているのかもしれませんが，何とかならないか，とも思います．

34 第1章 がんサポーティブケアと漢方

問題点 2 高価な支持療法薬も多い

　支持療法薬，特に新薬のなかには薬価が高いものも多いです．がん治療薬が高価なうえに，支持療法薬も高価であれば，医療費の高騰につながります．当然，患者の経済的な負担も重くなります．支持療法薬で薬価が高くなりやすいものには，制吐薬（特にセロトニン受容体拮抗薬やサブスタンス P 受容体拮抗薬など），顆粒球コロニー刺激因子（granulocyte-colony stimulating factor, G-CSF）製剤，新規の医療用麻薬などがあります．しかし，これらは画期的で有効な薬剤でもあり，現代のがん医療には不可欠なものです．適応のある患者にはぜひとも使うべき薬剤ではありますが，高価な薬剤を少しでも使わなくてすむ工夫ができないかを考えることも必要でしょう．

問題点 3 支持療法薬にも副作用がある

　支持療法薬にも副作用があり，支持療法でかえって QOL が低下する場合があります．たとえば，神経障害性疼痛に対する薬剤によって眠気や倦怠感が強く出る場合などです．花粉症のときに服用する抗アレルギー薬で眠くなる人がいますね．鼻水が止まって嬉しいのですが，仕事や勉強ができなくなるくらいに眠くなると困ります．たとえば，がん性疼痛に対する鎮痛薬の副作用のなかには，悪心・嘔吐や便秘などがありますが，これらの症状を抑えるのに制吐薬や下剤などを使用することもあります．このように，副作用を軽くするはずの支持療法薬による副作用に，また薬剤が必要，というのは切ないですね．

問題点 4 対処法が確立できていない副作用もある

　現在の西洋医学では，副作用への対応力に差があります．対応法が確立しつつある副作用としては，悪心・嘔吐，好中球減少などで，

③ がんサポーティブケアにおける漢方　　35

前述の制吐薬やG-CSF製剤によって，現在ではこれらに対応できないという状況はほとんどなくなりました．

一方，有効な対処法のない症状としては，食欲不振，全身倦怠感，末梢神経障害などです．世界中で研究が進められており，いくつか有効な薬剤も開発されつつありますが，まだ一般的に使われるものはありません．

問題点 5 専門家が少ない

がんサポーティブケアの専門的な研究者が少ないという問題があります．がんの領域においては，やはり新しい治療法の開発が優先されるのは当然で，研究者や製薬企業も新薬の開発には大きな関心を持っています．そして，患者も画期的な治療薬を待っています．それと比べると，がんサポーティブケアの研究は地味な裏方役かもしれません．しかし，前述のとおり，がん治療を続けるうえで不可欠なものでもあります．そこで，少しでも多くの研究者が取り組むことが期待されています．

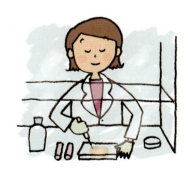
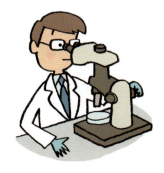

● 漢方による解決法

　漢方は，これらのようながんサポーティブケアの問題点を解決するためのヒントになります（表1-3-1）.

解決法 1 　1剤で複数の副作用に対応できる

　漢方は1剤で複数の臨床効果を示すため，ポリファーマシー対策に大変有効です. 漢方では同病異治（同じ病名でも異なる処方），異病同治（異なる病名でも同じ処方）という用語もあり，1剤で複数の病態に有効で，実際にこれまで多数の疾患に対して使われてきた歴史があります. たとえば，半夏瀉心湯は1剤で薬物療法による口内炎と下痢に対応できるだけでなく，さらには食欲不振や不眠までが改善されることもあります.

表 1-3-1　**がんサポーティブケアの問題点と漢方による解決法**

問題点		解決法
ポリファーマシーになりやすい	▶	1剤で複数の副作用に対応できる
高価な支持療法薬も多い	▶	漢方製剤は薬価が安い
支持療法薬にも副作用がある	▶	西洋医学の薬に比べ副作用が少ない
対処法が確立できていない副作用もある	▶	漢方製剤が効果を発揮する副作用も多い
専門家がいない	▶	がんと漢方に関する教育

③ がんサポーティブケアにおける漢方　　37

解決法 2 薬価が安い

　漢方製剤の薬価は単純平均で 1 日約 90 円ととても安価です（保険適用されると，実際の患者の負担額はさらに安くなります）．そのため，漢方を用いることは医療経済的にもよいことです．がん治療には何かとお金がかかるため，経済的な問題を心配する患者も多いです．せめて薬剤費だけでも負担が軽くなれば，患者の心の負担も軽くなるでしょう．

解決法 3 西洋医学の薬に比べて副作用が少ない

　ポリファーマシーの観点からも支持療法の副作用のためにまた別の薬剤を使う，ということはなるべく避けるべきです．漢方製剤には間質性肺炎・肝機能障害・偽アルドステロン症など，いくつかの注意しなければならない副作用もありますが（p.24 参照），**西洋医学の薬剤と比べてその頻度は低く，一般的に重篤なものは極めて少ないです**．また，漢方を併用することで，がん治療薬をはじめとする西洋医学の薬剤の効果が減弱するということもありませんので，安心して使用することができます．

解決法 4 漢方製剤が効果を発揮する副作用も多い

　西洋医学で対応が困難である食欲不振・全身倦怠感・疲労感・末梢神経障害に対して，漢方製剤の有効性が臨床試験によって次第に明らかになってきています．また，薬理学的実験によって，作用機序の解明も進んでおり，有効成分が同定されてきています．

　たとえば，オキサリプラチン（エルプラット®）による末梢神経障害には，神経細胞保護作用を有する人参養栄湯が有効であることが臨床試験で示唆されています．培養細胞を用いた実験では，オキサリプラチンによる神経細胞の障害を，人参養栄湯の構成生薬であるニンジン（人参），そして構成成分であるギンセノシド F2 が改善さ

せることを，牧野利明教授（名古屋市立大学大学院薬学研究科）のグループが解明しました[1]．マウスの実験でも人参養栄湯の投与でオキサリプラチンによる末梢神経障害が改善することを示す結果が得られています[2]．また，筆者らは臨床試験（ランダム化比較試験）によって，人参養栄湯投与群では非投与群に比して蓄積性末梢神経障害の程度が軽減し，オキサリプラチンの積算投与量が有意に多く，副作用による脱落例が有意に少なくなる，という成績を得ています[3]．

解決法 5 学会による専門家の育成

　日本がんサポーティブケア学会が発足し，そこでは 17 の部会で各症状（悪心・嘔吐，粘膜炎，神経障害，痛み，皮膚症状など）やテーマ（高齢者，精神，就労など）に取り組んでいます．さらには，腫瘍循環器科や腫瘍腎臓病科などの分野で作業部会が立ち上がっています．まさにがんサポーティブケアの発展に総力戦で挑んでいると感じます．

　17 の部会のなかには「漢方部会」もあります．筆者はその部会長を拝命していますが，内科医のほか，外科医，基礎研究者，薬剤師も部会員に加わって，がんサポーティブケアに漢方を応用できることのエビデンスの検証や，実際的な運用ガイドの作成に取り組んでいます．「支持療法の研究が面白い」「研究テーマの宝庫だ」「漢方も自分の診療や研究に応用できる」という若い医師・研究者が増えつつあります．このような動きは最終的に患者を救うことにつながります．

3. チーム医療と漢方

● 金沢医科大学病院における取り組み

　金沢医科大学病院外来化学療法室に併設されている腫瘍内科のがん治療サポート外来では，化学療法サポートチーム（CST）と連携して，薬物療法を中心としたさまざまな治療に伴う悩みを拾い上げ，対応策を検討しています．外来化学療法室にはさまざまな診療科を受診中の患者や家族が集中するため，そこに常駐する腫瘍内科医は診療科横断的に対応することができます．

　このときに活用できるのが漢方です．**漢方も診療科横断的ですので，がん治療サポート外来で漢方医学的な観点から患者を丹念に診察し，愁訴の解決策のひとつに漢方を提案できます**．通常の治療薬は各診療科から処方されていますが，患者の症状や病態に応じた医療用漢方エキス製剤は，がん治療サポート外来で処方するようにしています．なお，最近では各診療科の若い世代の医師が積極的に漢方を使うことも増えているので，がん治療サポート外来では，甘草などの生薬がなるべく重複しないような配慮をして，処方するようにしています．なお，重複生薬などのチェックには薬剤師の協力があります．

● 看護師からの漢方の処方提案

　看護師は患者の声を最も身近に聞き，実際に患者の身体に触れて状態を把握できる職種です．西洋医学の薬でも，看護師から医師に処方の提案をすることもあるでしょう．漢方だけを特別視する必要はありません．

　筆者の施設でも，最近では看護師から漢方の処方提案があります．たとえば，乳がん患者のパクリタキセル（タキソール®）による

40　　第 1 章　がんサポーティブケアと漢方

筋肉痛・関節痛に対して芍薬甘草湯を使った例があります．痛みにNSAIDs（非ステロイド性消炎鎮痛薬）ばかりが処方されるのを見ていた看護師から「NSAIDsばかりでなく，漢方の芍薬甘草湯を使ってみてはどうでしょうか」とがん治療サポート外来担当医への提案がありました．

このように，看護師からの提案を受けて，医師は文献的根拠を示したり，実際に診察して，漢方の適応を判断します．そしてがん治療サポート外来担当医が漢方を使ったり，各診療科医師へ提案し，漢方を使ってもらいます．さらに，その提案を採用した後の効果や臨床経過を，CSTで報告し，チームで改めて考察することで，チームの漢方習熟度が向上していきます（図1-3-2）．

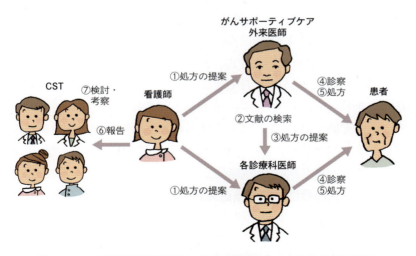

図1-3-2　金沢医科大学病院における看護師からの処方提案の流れ

4. 漢方がんサポーティブケアと産学官の連携

●「がんサポーティブケアに漢方」には多くの支援あり

がんサポーティブケアに漢方を用いることは，「産・学・官」から支援されています．

「産」の支援としては，漢方医学の現状認識と漢方医学を取り巻く課題解決に向けた議論を進めるため，日本東洋医学会と日本漢方生薬製剤協会（漢方製剤・生薬製剤の製造業者による団体）が「国民の健康と医療を担う漢方の将来ビジョン研究会」を2016年8月に立ち上げました．その第1回目の会議のテーマが「がん」であり，薬物療法の副作用である末梢神経障害や口内炎，食欲不振，全身倦怠感，皮膚障害などに対する漢方のエビデンスの報告が認められたことから，2017年3月には，がん支持療法に対して漢方製剤は必要不可欠であるとの提言がまとめられました．

「学」の支援としては，日本では日本がんサポーティブケア学会（p.12参照）が担います．国際的には1990年3月に国際がんサポーティブケア学会（Multinational Association of Supportive Care in Cancer, MASCC）が設立されていますが，日本がんサポーティブケア学会が設立されたのは2015年3月です．実に25年遅れではありますが，日本のサポーティブケアの向上を目指して活動を続けています．

「官」の支援としては，2015年12月に厚生労働省のがん対策推進協議会で，がん対策加速化プランにおいて「特に術後の合併症・後遺症を軽減する観点から，栄養療法，リハビリテーション療法や**漢方薬を用いた支持療法に関する研究を進める**」という提言が出されました．また，日本医療研究開発機構（AMED）にも採択され，厚生労働省による「統合医療」情報発信サイト eJIM（http://www.ejim.ncgg.go.jp/pro/index.html）のコンテンツや使いやすさを客観的に評価し

42　　第1章　がんサポーティブケアと漢方

たり，医療用漢方製剤の有効性と安全性をシステマティック・レ
ビューなどで評価しています.

参考文献

1）Suzuki T, et al：Ninjin'yoeito and ginseng extract prevent oxaliplatin-induced neurodegeneration in PC12 cells. J Nat Med, 69(4)：531-537, 2015.
2）Suzuki T, et al：Effect of ninjin'yoeito and ginseng extracts on oxaliplatin-induced neuropathies in mice. J Nat Med, 71(4)：757-764, 2017.
3）Motoo Y, et al：Prophylactic efficacy of ninjin'yoeito for oxaliplatin-induced cumulative peripheral neuropathy in patients with colorectal cancer receiving postoperative adjuvant chemotherapy：a randomized, phase 2 trial(HOPE-2). Cancer Chemother Pharmacol, submitted, 2019.

第 2 章

がんサポーティブケアで
用いられる漢方製剤

　第2章では，がんサポーティブケアで用いる場面の多い16の方剤を厳選して紹介します．それぞれの方剤の基本的なデータや注意事項などを見開きでまとめました．効能・効果，組成，一日量，性状，基本の用法・容量については各社の添付文書の情報（2019年3月現在）をもとに作成しています．なお，多数の製薬会社から販売されている方剤は，採用施設が多いと思われる2〜3社の情報を掲載しました．

凡例
- ツ ツムラ
- ク クラシエ
- 小 小太郎漢方製薬
- 三 三和生薬
- 虎 太虎精堂製薬
- J ジェーピーエス製薬
- 大 大杉製薬

第2章の参考文献
1）秋葉哲生：漢方製剤応用自在のユニット処方解説．ライフ・サイエンス，2017．
2）株式会社ツムラ：医療用漢方製剤製品ラインナップ．2017．

加味帰脾湯
かみきひとう

ツなど 137　ク 49

こんな漢方処方です

貧血・不眠など，血液と神経・精神の領域の症状・所見に用いられます．血液系では，薬物療法による血小板減少の軽減・回復促進に関する報告があります．神経・精神系では，不安神経症・うつ症状・イライラ感などに対するヒントになります．さらには，心身の疲労・微熱などにも用いられます．これらはすべて，がん患者ではよく見られる症状なので，多くの患者に役立つ処方です．

効能・効果

虚弱体質で血色の悪い人の次の諸症：貧血，不眠症，精神不安，神経症

組　成

ツ 日局オウギ　3.0 g，日局サイコ　3.0 g，日局サンソウニン　3.0 g，日局ソウジュツ　3.0 g，日局ニンジン　3.0 g，日局ブクリョウ　3.0 g，日局リュウガンニク　3.0 g，日局オンジ　2.0 g，日局サンシシ　2.0 g，日局タイソウ　2.0 g，日局トウキ　2.0 g，日局カンゾウ　1.0 g，日局ショウキョウ　1.0 g，日局モッコウ　1.0 g

ク 日局ニンジン　3.0 g，日局ビャクジュツ　3.0 g，日局ブクリョウ　3.0 g，日局オウギ　2.0 g，日局トウキ　2.0 g，日局オンジ　1.5 g，日局サイコ　3.0 g，日局サンシシ　2.0 g，日局カンゾウ　1.0 g，日局モッコウ　1.0 g，日局タイソウ　1.5 g，日局ショウキョウ　0.5 g，日局サンソウニン　3.0 g，日局リュウガンニク　3.0 g

一日量 （カッコ内は乾燥エキスの含有量）

ツ 7.5 g（5.0 g），ク ［細粒］7.5 g（5.6 g），［錠］27 錠（6.0 g）

性　状

剤形：ツ 顆粒，ク 錠，細粒
におい：ツ 特異なにおい，ク ［錠］ほとんどにおいはないか，わずかに特異

なにおい，［細粒］特異なにおい
味：ツ わずかに甘味を帯びて特異である，ク［錠］わずかに苦く，後に辛い，［細粒］わずかに苦く甘い

基本の用法・用量（成人）

通常，成人1日量を2〜3回に分割し，食前または食間に経口投与する．なお，年齢，体重，症状により適宜増減する．

副作用

発疹・蕁麻疹などの皮膚症状，食欲不振・心窩部不快感・悪心・腹痛・下痢などの消化器症状，偽アルドステロン症．

注意

山梔子を含むため，5年以上の長期継続投与例では，まれに腸間膜静脈硬化症が起こり得るので注意する．

薬効[1]

- 黄耆：皮膚を強くする，元気にする（補気・固表）
- 木香：気をめぐらせる（理気）
- 人参，甘草，蒼朮，生姜，茯苓，大棗：気を補い胃腸機能を高める（補気）
- 酸棗仁，竜眼肉，遠志：神経を安らかにして血を補う（安神・補血）
- 当帰：血を補う（補血・活血）
- 柴胡，山梔子：肝の失調を整える（疏肝・清熱）

処方に適した証[2]

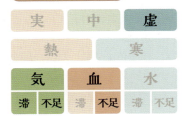

腹証[2]

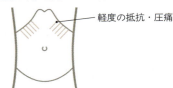

腹力弱〜腹力やや弱

軽度の抵抗・圧痛

がんサポーティブケアで使える症状・使い方

全身倦怠感(p.81)，貧血(p.94)，血小板減少(p.101)，食欲不振(p.110)，不眠(p.173)，うつ症状(p.173)

加味帰脾湯

桂枝加朮附湯 (けいしかじゅつぶとう)

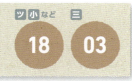

こんな漢方処方です

桂枝湯に蒼朮と附子を加えた処方です．冷えによって増強されるような，疼痛を伴う神経症状・関節症状に用いられます．また，比較的体力が低下している人によいとされています．

効能・効果

ツ 関節痛，神経痛
小 冷え症で痛み，四肢に麻痺感があるもの，あるいは屈伸困難のもの．神経痛，関節炎，リウマチ
三 悪寒をおぼえ尿快通せず，四肢の屈伸が困難なものの次の諸症．急性および慢性関節炎，関節リウマチ，神経痛，偏頭痛

組成

ツ 日局ケイヒ 4.0 g，日局カンゾウ 2.0 g，日局シャクヤク 4.0 g，日局ショウキョウ 1.0 g，日局ソウジュツ 4.0 g，日局ブシ末 0.5 g，日局タイソウ 4.0 g

小 日局ケイヒ 4.0 g，日局カンゾウ 2.0 g，日局シャクヤク 4.0 g，日局ソウジュツ 4.0 g，日局タイソウ 4.0 g，日局ブシ末2(炮附子末) 1.0 g，日局ショウキョウ 1.0 g

三 日局ケイヒ 4.0 g，日局シャクヤク 4.0 g，日局タイソウ 4.0 g，日局ショウキョウ 1.0 g，日局カンゾウ 2.0 g，日局ソウジュツ 4.0 g，日局加工ブシ 1.0 g

一日量 (カッコ内は乾燥エキスの含有量)

ツ 7.5 g (3.75 g)，小 9.0 g (5.3 g)，三 9.0 g (5.1 g)

性状

剤形：ツ 顆粒，小 三 細粒
におい：ツ 小 特異なにおい，三 特異な芳香

味：ツ 甘味とわずかな辛味，小 甘苦い，三 甘く，やや辛い

基本の用法・用量 (成人)

通常，成人1日量を2～3回(三 3回)に分割し，食前または食間に経口投与する．なお，年齢，体重，症状により適宜増減する．

副作用

附子による動悸・のぼせ・ほてり，口唇のしびれ，偽アルドステロン症．

注意

附子を含むため，高齢者への投与時には副作用を考慮する．

薬効[1]

- **附子**：温める(散寒)
- **桂皮**：気をめぐらせ温め，発汗
- **芍薬**：血を補い鎮痙・止痛(補血・鎮痙)
- **生姜，大棗，甘草**：胃を健やかにし腸を整える
- **蒼朮**：水の分布調整(利水)

処方に適した証[2]

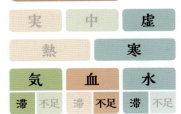

腹証[2]

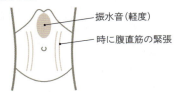

腹力弱

振水音(軽度)
時に腹直筋の緊張

がんサポーティブケアで使える症状・使い方

帯状疱疹後神経痛(p.144)，**がん性疼痛**(p.168)
痛みを伴う四肢のしびれ，関節痛に対しても有効．下肢よりも上肢のしびれ・痛みに使われる．

桂枝加朮附湯　49

牛車腎気丸

こんな漢方処方です

老化に伴う症状に対応します．耳鼻科・眼科・泌尿器科・整形外科などの診療科で，西洋医学では，老化現象のため仕方ないとされる諸症状への対応オプションとなっています．具体的には，耳鳴り，白内障，過活動膀胱，腰痛・下肢痛，四肢末梢のしびれ，などに効果があります．

効能・効果

疲れやすくて，四肢が冷えやすく尿量減少または多尿で時に口渇がある次の諸症：下肢痛，腰痛，しびれ，老人のかすみ目，かゆみ，排尿困難，頻尿，むくみ

組成

日局ジオウ 5.0 g，日局タクシャ 3.0 g，日局ゴシツ 3.0 g，日局ブクリョウ 3.0 g，日局サンシュユ 3.0 g，日局ボタンピ 3.0 g，日局サンヤク 3.0 g，日局ケイヒ 1.0 g，日局シャゼンシ 3.0 g 日局ブシ末 1.0 g

一日量 （カッコ内は乾燥エキスの含有量）

7.5 g（4.5 g）

性状

剤形：顆粒
におい：特異なにおい
味：わずかに甘くて酸味がある

基本の用法・用量 (成人)

通常，成人1日量を2〜3回に分割し，食前または食間に経口投与する．なお，年齢，体重，症状により適宜増減する．

副作用
附子による動悸・のぼせ・ほてり，口唇のしびれ．地黄による胃のもたれ．まれだが，間質性肺炎，肝機能障害など．

注意
附子を含むため，高齢者への投与時には副作用を考慮する．

薬効[1]
- **桂皮**：気をめぐらし温め・発汗
- **地黄，山薬，山茱萸**：腎を補い，潤す（補腎・滋陰）
- **沢瀉，牡丹皮，茯苓**：水と血をめぐらす（利水／駆瘀血）
- **牛膝**：腎を補う（補腎・活血）
- **附子**：温める（散寒・止痛）
- **車前子**：水の分布調整（利水）

処方に適した証[2]

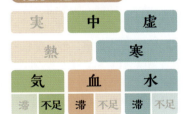

腹証[2]

腹力中等度〜やや弱

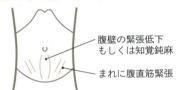

腹壁の緊張低下もしくは知覚鈍麻

まれに腹直筋緊張

がんサポーティブケアで使える症状・使い方

末梢神経障害［特にパクリタキセル（タキソール®）によるもの］(p.139)，**こむら返り**(p.148)，**浮腫**(p.158)，**がん性疼痛**(p.168)

牛車腎気丸

五苓散
ごれいさん

ツク小など
17

こんな漢方処方です

水をさばく処方で，その名の通り，5種類の生薬から構成されています．水チャネルであるアクアポリンの阻害作用が明らかになっており，全身における水の停滞（水滞）や偏在を解消し，水滞に伴う諸症状を改善させます．具体的には，頭痛，めまい，動悸，悪心・嘔吐，下痢，むくみ，二日酔いなどに使われます．「水」の異常と考えたときにまず思い浮かべる処方です．

効能・効果

ツ 口渇，尿量減少するものの次の諸症：浮腫，ネフローゼ，二日酔，急性胃腸カタル，下痢，悪心，嘔吐，めまい，胃内停水，頭痛，尿毒症，暑気あたり，糖尿病

ク のどが渇いて，尿量が少なく，はき気，嘔吐，腹痛，頭痛，むくみなどのいずれかを伴う次の諸症：水瀉性下痢，急性胃腸炎（しぶり腹のものには使用しないこと），暑気あたり，頭痛，むくみ

小 咽喉がかわいて，水を飲むにも拘らず，尿量減少するもの，頭痛，頭重，頭汗，悪心，嘔吐，あるいは浮腫を伴うもの．急性胃腸カタル，小児・乳児の下痢，宿酔，暑気当り，黄疸，腎炎，ネフローゼ，膀胱カタル．

組　成

ツ 日局タクシャ　4.0 g，日局ブクリョウ　3.0 g，日局ソウジュツ　3.0 g，日局ケイヒ　1.5 g，日局チョレイ　3.0 g

ク 日局タクシャ　5.0 g，日局チョレイ　3.0 g，日局ブクリョウ　3.0 g，日局ケイヒ　2.0 g，日局ビャクジュツ　3.0 g

小 日局タクシャ　6.0 g，日局ビャクジュツ　4.5 g，日局チョレイ　4.5 g，日局ケイヒ　2.5 g，日局ブクリョウ　4.5 g

一日量 （カッコ内は乾燥エキスの含有量）

ツ 7.5 g（2.0 g），ク ［細粒］6.0 g（2.0 g），［錠］18錠（2.3 g），小 6.0 g（3.2 g）

性状

剤形：ツ 顆粒，ク 細粒，錠，小 細粒
におい：特異なにおい
味：ツ わずかに辛い，ク ［細粒］わずかに甘く苦い，［錠］苦い，小 甘苦い

基本の用法・用量 （成人）

通常，成人1日量を2～3回に分割し，食前または食間に経口投与する．なお，年齢，体重，症状により適宜増減する．

副作用

ほとんどないが，アレルギー反応，味やにおいによる食欲低下，むかつきなどがまれにみられる．

注意

附子を含むため，高齢者への投与には副作用を考慮する．

薬効[1]

- **沢瀉，茯苓，蒼朮，猪苓**：水の分布調整(利水)
- **桂皮**：気をめぐらせ温め，発汗(理気)

処方に適した証[2]

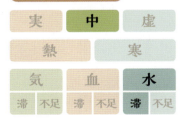

腹証[2]

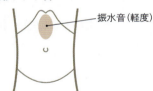

腹力やや弱

振水音(軽度)

がんサポーティブケアで使える症状・使い方

悪心・嘔吐(p.105)，**下痢**(p.116)，**浮腫**(p.158)

五苓散

芍薬甘草湯
しゃくやくかんぞうとう

ツク小など
68

こんな漢方処方です

筋肉のけいれんに使う処方です．横紋筋でも平滑筋でも，全身のいずれかの筋肉のけいれんとそれによる痛みに効きます．こむら返りがその典型例です．また，超短時間（服用して5分程度）で効果が出る点も特徴です．これはその名のとおり芍薬と甘草という2種類の生薬だけで構成されているため，切れ味が鋭いのだと考えられています．

効能・効果

急激におこる筋肉のけいれんを伴う疼痛，筋肉・関節痛，胃痛，腹痛

組 成

ツク 日局カンゾウ　6.0 g，日局シャクヤク　6.0 g
小 日局シャクヤク　5.0 g，日局カンゾウ　5.0 g

一日量 （カッコ内は乾燥エキスの含有量）

ツ 7.5 g（2.5 g），**ク** 6.0 g（2.9 g），**小** 6.0 g（2.5 g）

性 状

剤形：ツ 顆粒，**ク小** 細粒
におい：特異なにおい
味：ツ わずかに甘い，**ク小** 甘い

基本の用法・用量 （成人）

通常，成人1日量を2～3回に分割し，食前または食間に経口投与する．なお，年齢，体重，症状により適宜増減する．

副作用

偽アルドステロン症．

注 意

甘草を多く含むため，偽アルドステロン症に注意する．

薬効[1]

- **芍薬**：補血・止痛
- **甘草**：滋陰・止痛

処方に適した証[2]

実	中	虚
熱		寒
気	血	水
滞　不足	滞　**不足**	滞　不足

腹証[2]

腹力中等度

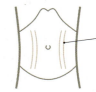

腹直筋の緊張

がんサポーティブケアで使える症状・使い方

下痢(p.116)，**こむら返り**(p.148)

パクリタキセル(タキソール®)による筋肉痛・関節痛にも有効．

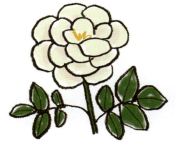
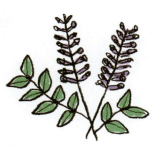

芍薬甘草湯

十全大補湯
じゅうぜんたいほとう

ツク小など
48

こんな漢方処方です

10種類の生薬から構成されており，がん診療において最も用いられる処方です．それはその名のとおり，「大きく補う」からです．外科手術後や放射線照射後，薬物療法中あるいは終了後のフォローにと，幅広く使えます．また，薬物療法による血液毒性・非血液毒性の両者に対応できます．ランダム化比較試験などのエビデンスもある処方です．

効能・効果

ツク 病後の体力低下，疲労倦怠，食欲不振，ねあせ，手足の冷え，貧血

小 皮膚および粘膜が蒼白で，つやがなく，やせて貧血し，食欲不振や衰弱がはなはだしいもの．消耗性疾患，あるいは手術による衰弱，産後衰弱，全身衰弱時の次の諸症．低血圧症，貧血症，神経衰弱，疲労倦怠，胃腸虚弱，胃下垂．

組 成

ツ 日局オウギ 3.0 g，日局ソウジュツ 3.0 g，日局ケイヒ 3.0 g，日局トウキ 3.0 g，日局ジオウ 3.0 g，日局ニンジン 3.0 g，日局シャクヤク 3.0 g，日局ブクリョウ 3.0 g，日局センキュウ 3.0 g，日局カンゾウ 1.5 g

ク 日局オウギ 3.0 g，日局トウキ 3.0 g，日局シャクヤク 3.0 g，日局ブクリョウ 3.0 g，日局ジオウ 3.0 g，日局カンゾウ 1.5 g，日局ビャクジュツ 3.0 g，日局ニンジン 3.0 g，日局ケイヒ 3.0 g，日局センキュウ 3.0 g

小 日局ニンジン 2.5 g，日局シャクヤク 3.0 g，日局オウギ 2.5 g，日局ジオウ 3.5 g，日局ビャクジュツ 3.5 g，日局センキュウ 3.0 g，日局ブクリョウ 3.5 g，日局ケイヒ 3.0 g，日局トウキ 3.5 g，日局カンゾウ 1.0 g

56　第2章　がんサポーティブケアで用いられる漢方製剤

一日量 （カッコ内は乾燥エキスの含有量）

ツ 7.5 g（5.0 g）, ク 7.5 g（6.2 g）, 小 15.0 g（8.5 g）

性状

剤形：ツ 顆粒, ク 小 細粒
におい：ツ 小 特異なにおい, ク わずかに特異なにおい
味：ツ わずかに甘い, ク わずかに甘く，後に苦い, 小 甘苦い

基本の用法・用量 （成人）

通常，成人1日量を2〜3回に分割し，食前または食間に経口投与する．なお，年齢，体重，症状により適宜増減する．

副作用

地黄による胃もたれ・食欲低下，偽アルドステロン症，肝機能障害，過敏症．

注意

極度に胃腸（消化機能）の低下した患者への投与は慎重に行う．

薬効[1]

- **地黄，当帰，川芎，芍薬**：血を補い，血をめぐらせ，潤す（補血・活血）
- **桂皮**：気をめぐらせ温める
- **人参，甘草，蒼朮，茯苓**：気を補い，胃腸機能を高める（補気）
- **黄耆**：元気にする，皮膚を強くする（補気・固表）

処方に適した証[2]

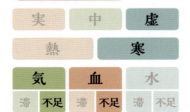

腹証[2]

腹力弱

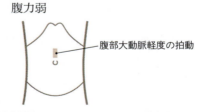

腹部大動脈軽度の拍動

がんサポーティブケアで使える症状・使い方

全身倦怠感（p.81），**疲労感**（p.86），**術後の体力低下**（p.89），**貧血**（p.94），**好中球減少**（p.97），**食欲不振**（p.110），**皮膚・爪障害**（p.152），**がん悪液質**（p.179）

十全大補湯

ツ 虎

潤腸湯
じゅんちょうとう

51

こんな漢方処方です

文字通り，腸を潤す漢方です．コロコロとウサギの糞のような便で，なかなか排便がない患者に用います．高齢者や，便と同様に皮膚も乾燥している患者に適しています．また，便秘によって腹部膨満感を訴える場合にも用いられます．麻子仁丸（p.72）とは芍薬以外の同じ構成生薬を含んでおり，さらに桃仁・当帰・地黄・黄芩・甘草を含んでいます．麻子仁丸の麻子仁・杏仁に桃仁が含まれ，種を意味する「仁」が3つ合わさり，これらの植物油成分により腸が潤います．

効能・効果

便秘

組成

ツ 日局ジオウ　6.0 g，日局コウボク　2.0 g，日局トウキ　3.0 g，日局ダイオウ　2.0 g，　日局オウゴン　2.0 g，日局トウニン　2.0 g，日局キジツ　2.0 g，日局マシニン　2.0 g，日局キョウニン　2.0 g，日局カンゾウ　1.5 g

虎 日局トウキ　3.0 g，日局オウゴン　2.0 g，日局ジオウ　6.0 g，日局コウボク　2.0 g，　日局トウニン　2.0 g，日局ダイオウ　3.0 g，日局キョウニン　2.0 g，日局カンゾウ　1.5 g，　日局キジツ　1.0 g，日局マシニン　2.0 g

一日量 （カッコ内は乾燥エキスの含有量）

ツ 7.5 g（5.0 g），虎 7.5 g（5.38 g）

性状

剤形：顆粒

におい：特異なにおい

味：ツ 甘くてえぐい，虎 わずかに甘苦い

58　　第 2 章　がんサポーティブケアで用いられる漢方製剤

基本の用法・用量 （成人）

通常，成人1日量を2〜3回(虎3回)に分割し，食前または食間に経口投与する．なお，年齢，体重，症状により適宜増減する．

副作用

間質性肺炎，偽アルドステロン症，ミオパチー，肝機能障害，黄疸，消化器症状．

注　意

甘草を含むため，他の甘草を含む処方との併用時には偽アルドステロン症に注意する．地黄を含むため，胃もたれなどの症状がみられる場合もある．

薬　効[1]

- **麻子仁，杏仁，桃仁**：潤し瀉下する(潤下)
- **大黄**：瀉下
- **甘草**：緩和
- **厚朴，枳実**：気をめぐらせる(理気)
- **地黄，当帰**：血を補う(補血・滋陰)
- **黄芩**：熱を冷ます(清熱)

処方に適した証[2]

実	**中**	**虚**
熱		寒
気	**血**	**水**
滞　不足	滞　**不足**	滞　**不足**

腹　証[2]

特定の腹証なし

がんサポーティブケアで使える症状・使い方

便秘(p.122)

大黄の量が麻子仁丸より少ないため，ゆっくりと便通を整えたい場合に有用である．

潤腸湯　59

大建中湯
だい けん ちゅう とう

ツ小 100

こんな漢方処方です

腹部手術後の腸閉塞予防・治療に用いられます．また，大黄が入っていない緩下剤としても使用できます．

効能・効果

ツ 腹が冷えて痛み，腹部膨満感のあるもの

小 腹壁胃腸弛緩し，腹中に冷感を覚え，嘔吐，腹部膨満感があり，腸の蠕動亢進と共に，腹痛のはなはだしいもの．胃下垂，胃アトニー，弛緩性下痢，弛緩性便秘，慢性腹膜炎，腹痛．

組 成

日局カンキョウ　5.0 g，日局サンショウ　2.0 g，日局ニンジン　3.0 g

ツ 本品 15.0 g 中，上記の割合の混合生薬の乾燥エキス 1.25 g と日局コウイ 10.0 g を含有する．

小 上記の混合生薬より抽出した大建中湯の水製乾燥エキス 2.1 g と日局コウイ 20.0 g を含有する．

一日量 （カッコ内は乾燥エキスの含有量）

ツ 15.0 g（1.25 g），小 27.0 g（2.1 g）

性 状

剤形：ツ 顆粒，小 細粒
におい：特異なにおい
味：ツ 甘くて辛い，小 甘い

基本の用法・用量 （成人）

通常，成人1日量を2〜3回に分割し，食前または食間に経口投与する．なお，年齢，体重，症状により適宜増減する．

副作用

肝機能障害，間質性肺炎．

注　意

肝機能障害が出現することがあるため，適宜肝機能をチェックする．常用量が他の多くの漢方製剤の倍量であることを知っておく．

薬　効[1)]

- 山椒，乾姜：温める（散寒）
- 人参：気を補う（補気）
- 膠飴：気を補う（補気・緩和）

処方に適した証[2)]

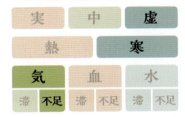

虚証で術後の排便障害を訴える患者

腹　証[2)]

腹壁が薄く，腸の蠕動運動が見えるような例

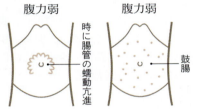

がんサポーティブケアで使える症状・使い方

術後の体力低下(p.89)，**便秘**(とくにモルヒネによるもの)(p.122)，
イレウス(p.126)

大建中湯

人参養栄湯
にんじんようえいとう

ツク小など
108

こんな漢方処方です

補中益気湯，十全大補湯と並ぶ「三大補剤」のひとつです．オタネニンジンを主薬として，消化器の働きを改善することで全身の栄養状態や衰弱した体力を回復させる(＝養栄)ことから，このような名前がつけられました．病後・術後，慢性疾患や高齢者の虚弱などで疲労衰弱している場合に使用します．その他の補剤と比べ，呼吸器症状や精神神経症状があるときに用いると効果的ともされています．

効能・効果

ツク 病後の体力低下，疲労倦怠，食欲不振，ねあせ，手足の冷え，貧血
小 やせて血色悪く，微熱，悪寒，咳嗽がとれずに倦怠感が著しく，食欲不振で精神不安，不眠，盗汗などもあり，便秘気味のもの．病後または産後の体力増強，虚弱体質．

組　成

日局ジオウ　4.0 g，日局オンジ　2.0 g，日局トウキ　4.0 g，日局シャクヤク　2.0 g，日局ビャクジュツ　4.0 g，日局チンピ　2.0 g，日局ブクリョウ　4.0 g，日局オウギ　1.5 g，日局ニンジン　3.0 g，日局カンゾウ　1.0 g，日局ケイヒ　2.5 g，日局ゴミシ　1.0 g

一日量 （カッコ内は乾燥エキスの含有量）

ツ 9.0 g(6.0 g)，**ク** 7.5 g(6.7 g)，**小** 15.0 g(9.2 g)

性　状

剤形： **ツ** 顆粒，**ク小** 細粒
におい： 特異なにおい
味： **ツ** 渋くて甘い，**ク** わずかに苦くて甘い，**小** やや甘い

第2章　がんサポーティブケアで用いられる漢方製剤

基本の用法・用量 (成人)

通常，成人1日量を2〜3回に分割し，食前または食間に経口投与する．なお，年齢，体重，症状により適宜増減する．

副作用

食欲不振，胃部不快感，悪心，嘔吐，腹痛，下痢等の消化器症状，偽アルドステロン症．

注意

湿疹，皮膚炎等が悪化することがある．甘草，桂皮，当帰が含まれている．また，地黄は胃の蠕動運動を抑制するため，薬物療法中，食欲不振がある場合には注意して投与する．

薬効[1]

- 地黄，芍薬，当帰：血を補い，血をめぐらせ，潤す（補血・活血）
- 桂皮：気をめぐらせ温める
- 茯苓，人参，陳皮，白朮，甘草：気を補い，胃腸機能を高める（補気）
- 遠志，五味子：止咳・去痰
- 黄耆：元気にする，皮膚を強くする（補気・固表）

処方に適した証[2]

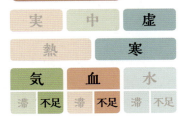

虚証で，貧血傾向で，全身倦怠感，不眠，さらに咳嗽などの呼吸器症状を訴える患者

腹証[2]

特定の腹証なし
（心下悸，腹部軟弱）

がんサポーティブケアで使える症状・使い方

全身倦怠感(p.81)，**疲労感**(p.86)，**貧血**(p.94)，**食欲不振**(p.110)，**末梢神経障害**(p.139)，**咳嗽**(p.163)，**がん悪液質**(p.179)

人参養栄湯

麦門冬湯 (ばくもんどうとう)

29 ツ 小 J など

こんな漢方処方です

麦門冬を主薬とするため，この名がつけられました．痰が切れにくい咳，乾いた咳，長引く咳，咳き込んで嘔吐しそうなときに用いられます．口腔内の乾燥を伴う咳嗽が，激しく長期に持続する例に有効です．

効能・効果

ツ J 痰の切れにくい咳，気管支炎，気管支ぜんそく

小 こみ上げてくるような強い咳をして顔が赤くなるもの，通常喀痰は少量でねばく，喀出困難であり，時には喀痰に血滴のあるもの，あるいはのぼせて咽喉がかわき，咽喉に異物感があるもの．気管支炎，気管支喘息，胸部疾患の咳嗽．

組 成

日局バクモンドウ　10.0 g，日局タイソウ　3.0 g，日局コウベイ　5.0 g，日局カンゾウ　2.0 g，日局ハンゲ　5.0 g，日局ニンジン　2.0 g

一日量 （カッコ内は乾燥エキスの含有量）

ツ 9.0 g(6.0 g)，**小** 15.0 g(9.0 g)，**J** 7.5 g(5.8 g)

性 状

剤形：**ツ J** 顆粒，**小** 細粒
におい：**ツ 小** 特異なにおい，**J** 特異の芳香
味：**ツ** 甘い，**小** やや甘い，**J** わずかに甘みと苦味

基本の用法・用量 （成人）

通常，成人1日量を2〜3回に分割し，食前または食間に経口投与する．なお，年齢，体重，症状により適宜増減する．

副作用
間質性肺炎，偽アルドステロン症，ミオパチー（低カリウム血症による），肝機能障害（黄疸），過敏症（薬疹など）．

注意
甘草を含むため，他の甘草を含む処方との併用時には，偽アルドステロン症に注意する．

薬効[1)]
- **麦門冬，粳米**：肺を潤し，止咳する（滋陰・止咳）
- **半夏**：去痰・止咳
- **人参，甘草，大棗**：気を補い，胃腸機能を高める（補気）

処方に適した証[2)]

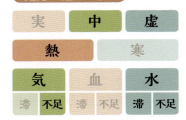

腹証[2)]
特定の腹証なし
（心下痞，腹部軟弱）

がんサポーティブケアで使える症状・使い方

咳嗽(p.163)
口腔内乾燥，痰の切れにくい持続性の咳，食欲不振を伴う咳などに，比較的長期にわたって処方できる．夜間に咳き込んで眠れない場合には，就寝前に服薬する．

麦門冬湯

半夏厚朴湯 （はんげこうぼくとう）

ツク小など　16

こんな漢方処方です

構成されている生薬のうち，半夏と厚朴の名をとり，つけられました．不安感が強く，のどに何かが詰まっているように感じるときに使います．体力中等度で，神経症的傾向があり，咽喉頭部に違和感を訴える例に有効とされ，胃食道逆流症に伴う咳・痰・咽喉頭異常感の改善のほか，誤嚥性肺炎のリスク低減にも効果があるとされています．

効能・効果

ツ 気分がふさいで，咽喉，食道部に異物感があり，時に動悸，めまい，嘔気などを伴う次の諸症：不安神経症，神経性胃炎，つわり，せき，しわがれ声，神経性食道狭窄症，不眠症

ク 気分がふさいで，咽喉・食道部に異物感があり，時に動悸，めまい，嘔気などを伴う次の諸症：不安神経症，神経性胃炎，つわり，せき，しわがれ声

小 精神不安があり，咽喉から胸元にかけてふさがるような感じがして，胃部に停滞膨満感のあるもの．通常消化機能悪く，悪心や嘔吐を伴うこともあるもの．気管支炎，嗄声，咳嗽発作，気管支喘息，神経性食道狭窄，胃弱，心臓喘息，神経症，神経衰弱，恐怖症，不眠症，つわり，その他嘔吐症，更年期神経症，浮腫，神経性頭痛．

組成

ツ 小 日局ハンゲ　6.0 g，日局ソヨウ　2.0 g，日局ブクリョウ　5.0 g，日局ショウキョウ　1.0 g，日局コウボク　3.0 g

ク 日局ハンゲ　6.0 g，日局ブクリョウ　5.0 g，日局コウボク　3.0 g，日局ソヨウ　2.0 g，日局ショウキョウ　1.3 g

一日量 （カッコ内は乾燥エキスの含有量）

ツ 7.5 g（2.5 g），**ク** ［細粒］6.0 g（1.5 g），［錠］12 錠（1.5 g），**小** 6.0 g（2.2 g）

性状

剤形：ツ 顆粒，ク 細粒，錠，小 細粒
におい：特異なにおい
味：ツ 甘くて辛い，ク わずかに甘く苦い，小 やや苦い

基本の用法・用量（成人）

通常，成人1日量を2～3回に分割し，食前または食間に経口投与する．なお，年齢，体重，症状により適宜増減する．

副作用

過敏症（発疹・発赤・瘙痒）．

注意

甘草を含むため，他の甘草を含む処方との併用時には，偽アルドステロン症に注意する．

薬効[1]

- 半夏，生姜，厚朴，蘇葉：気をめぐらす（理気）
- 茯苓：神経を安らかにする，水の分布調整（安神・利水）

処方に適した証[2]

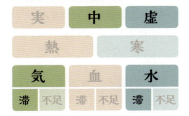

腹証[2]

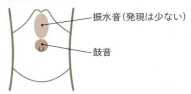

腹力やや弱

振水音（発現は少ない）
鼓音

がんサポーティブケアで使える症状・使い方

食欲不振（抑うつによるもの）(p.110)，**咳嗽**(p.163)，**不眠**(p.173)，**うつ症状**(p.173)

がん告知直後やがん治療中，さまざまな悩みがあってのどのつかえを訴えたり，咳・痰が持続する場合，1日3回の投与を試みる．

半夏厚朴湯　67

半夏瀉心湯

はん げ しゃ しん とう

ツク小など
14

こんな漢方処方です

主薬である半夏と，「みぞおちのつかえを取る」という意味をもつ「瀉心」という語を組み合わせてその名がつけられました．体力中等度で心窩部のつかえ感，悪心・嘔吐，食欲不振，腹鳴(腹中雷鳴)，軟便・下痢がある場合に効果があります．口内炎や消化管の粘膜炎(急性・慢性胃炎)による諸症状(悪心・嘔吐・下痢など)に用いられます．

効能・効果

ツク みぞおちがつかえ，時に悪心，嘔吐があり食欲不振で腹が鳴って軟便または下痢の傾向のあるものの次の諸症：急・慢性胃腸カタル，醗酵性下痢，消化不良，胃下垂，神経性胃炎，胃弱，二日酔，げっぷ，胸やけ，口内炎，神経症

小 胃部がつかえ，悪心や嘔吐があり，食欲不振で舌苔や胃部に水分停滞感があり，腹鳴をともなって下痢するもの，あるいは軟便や粘液便を排出するもの．急性・慢性胃腸カタル，醗酵性下痢，消化不良，口内炎，つわり．

組 成

ツ 小 日局ハンゲ　5.0 g，日局オウゴン　2.5 g，日局カンキョウ　2.5 g，日局カンゾウ　2.5 g，日局タイソウ　2.5 g，日局ニンジン　2.5 g，日局オウレン　1.0 g

ク 日局ハンゲ　5.0 g，日局オウゴン　2.5 g，日局ショウキョウ　2.5 g，日局ニンジン　2.5 g，日局カンゾウ　2.5 g，日局タイソウ　2.5 g，日局オウレン　1.0 g

一日量 （カッコ内は乾燥エキスの含有量）

ツ 7.5 g(4.5 g)，ク ［錠］18 錠(3.8 g)，［細粒］6.0 g(3.8 g)，小 7.5 g(5.0 g)

性 状

剤形： ツ 顆粒，ク 細粒，錠，小 細粒

68　　第 2 章　がんサポーティブケアで用いられる漢方製剤

におい：ツ 小 特異なにおい，ク ほとんどにおいはないか，わずかに特異なにおい

味：ツ わずかに甘くて辛い，ク はじめ甘く，後に辛い，小 やや甘く辛い

基本の用法・用量 （成人）

通常，成人1日量を2～3回に分割し，食前または食間に経口投与する．なお，年齢，体重，症状により適宜増減する．

副作用

間質性肺炎，偽アルドステロン症，ミオパチー，肝機能障害，過敏症．

注意

甘草を含むため，他の甘草を含む処方との併用時には，偽アルドステロン症に注意する．

薬効[1]

- 半夏：気をめぐらせ制吐・蠕動を促す（理気）
- 黄芩，黄連：熱を冷ます・鎮静（清熱）
- 乾姜：温める（散寒）
- 大棗，甘草，人参：気を補い胃腸機能を高める（補気）

処方に適した証[2]

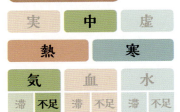

腹証[2]

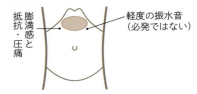

腹力中等度

がんサポーティブケアで使える症状・使い方

食欲不振(p.110)，**下痢**(p.116)，**口内炎**(p.130)，**不眠**(p.173)

とくにイリノテカン（トポテシン®，カンプト®）による遅発性の下痢に対しては，重症化する前に早めに投与する．

薬物療法による口内炎には，内服のほか，口腔内に局所塗布したり，10～30秒間の含嗽後に内服してもよい．局所塗布に口腔ケア用ジェルを用いる方法もある．

半夏瀉心湯

補中益気湯

ほ ちゅう えっ き とう

ツ ク など
41

こんな漢方処方です

人参養栄湯，十全大補湯とならぶ「三大補剤」のひとつで，「医王湯」ともよばれています．消化吸収機能を補い，元気を出す働きがあることから，気力の低下が前面に出て，食欲不振・疲労感・全身倦怠感を訴える例に使います．アトピー性皮膚炎の外用薬使用量を減少させたり，虚弱高齢者の QOL を改善させる効果もあるとされています．がん治療においては，薬物療法の副作用に伴う QOL 低下や，手術侵襲に対する全身性の炎症反応を軽減させる目的で用いられます．

効能・効果

ツ 消化機能が衰え，四肢倦怠感著しい虚弱体質者の次の諸症：夏やせ，病後の体力増強，結核症，食欲不振，胃下垂，感冒，痔，脱肛，子宮下垂，陰萎，半身不随，多汗症

ク 元気がなく胃腸のはたらきが衰えて疲れやすいものの次の諸症：虚弱体質，疲労倦怠，病後の衰弱，食欲不振，ねあせ

組成

ツ 日局オウギ　4.0 g，日局タイソウ　2.0 g，日局ソウジュツ　4.0 g，日局チンピ　2.0 g，日局ニンジン　4.0 g，日局カンゾウ　1.5 g，日局トウキ　3.0 g，日局ショウマ　1.0 g，日局サイコ　2.0 g，日局ショウキョウ　0.5 g

ク 日局ニンジン　4.0 g，日局ビャクジュツ　4.0 g，日局オウギ　4.0 g，日局トウキ　3.0 g，日局タイソウ　2.0 g，日局サイコ　2.0 g，日局カンゾウ　1.5 g，日局ショウキョウ　0.5 g，日局ショウマ　1.0 g，日局チンピ　2.0 g

一日量 （カッコ内は乾燥エキスの含有量）

ツ 7.5 g（5.0 g），ク 7.5 g（6.4 g）

性状

剤形：ツ 顆粒，ク 細粒

におい：特異なにおい
味：ツ わずかに甘い，ク わずかに甘く苦い

基本の用法・用量 (成人)

通常，成人1日量を2～3回に分割し，食前または食間に経口投与する．なお，年齢，体重，症状により適宜増減する．

副作用

間質性肺炎，偽アルドステロン症，ミオパチー，肝機能障害，過敏症，消化器症状．

注意

甘草を含むため，他の甘草を含む処方との併用時には，偽アルドステロン症に注意する．

薬効[1]

- **黄耆**：皮膚を強くする，元気にする（補気・固表）
- **柴胡，升麻**：気を持ち上げ活力や緊張を回復（升提）
- **人参，甘草，生姜，蒼朮，陳皮，大棗**：気を補い，胃腸機能を高める（補気）
- **当帰**：血を補い，血をめぐらせる（補血・活血）

処方に適した証[2]

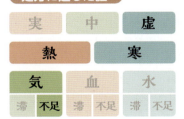

腹証[2]

腹力弱

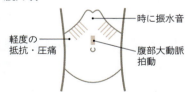

時に振水音
軽度の抵抗・圧痛
腹部大動脈拍動

がんサポーティブケアで使える症状・使い方

全身倦怠感(p.81)，**疲労感**(p.86)，**術後の体力低下**(p.89)，**食欲不振**(p.110)，**口内炎**(p.130)，**帯状疱疹後神経痛**(p.144)，**がん悪液質**(p.179)
薬物療法・手術・放射線療法によるQOL低下を軽減させるため，治療開始早期あるいは治療前から投与を開始する．とくに治療による気力の低下や疲労感が強いときに用いる．味覚障害にも使える．

補中益気湯

麻子仁丸
ま し にん がん

ツ小大 126

こんな漢方処方です

潤腸湯（p.58）と同様にウサギの糞のような硬いコロコロとした便で，便秘と腹部膨満感を訴える患者に用います．複数の緩下薬を処方せずとも麻子仁丸のみで対応できることもあります．高齢がん患者の便秘に対する第一選択です．潤腸湯に比べて，大黄の量が多く，排便を促すことを主にしたい場合に使えます．また，甘草を含まないため，偽アルドステロン症を気にせず使え，他に甘草を含む漢方薬を併用している場合にも使いやすいです．

効能・効果

ツ大 便秘

小 常習便秘，急性便秘，病後の便秘，便秘に伴う痔核，萎縮腎

組 成

日局マシニン 5.0 g，日局キョウニン 2.0 g，日局ダイオウ 4.0 g，日局コウボク 2.0 g，日局キジツ 2.0 g，日局シャクヤク 2.0 g

一日量 （カッコ内は乾燥エキスの含有量）

ツ 7.5 g（2.25 g），**小** 6.0 g（2.8 g），**大** 6.0 g（2.6 g）

性 状

剤形：ツ大 顆粒，**小** 細粒
におい：特異なにおい
味：ツ 苦くて渋い，**小** やや辛く，やや苦い，**大** 苦く，渋い

基本の用法・用量 （成人）

通常，成人1日量を2～3回に分割し，食前または食間に経口投与する．なお，年齢，体重，症状により適宜増減する．

72　　第2章　がんサポーティブケアで用いられる漢方製剤

副作用
食欲不振，腹痛，下痢などの消化器症状．

注　意
大黄の量が潤腸湯より多く，軟便・下痢が生じやすいことがあるので注意する．大黄への反応には個人差があるため，きめ細かいフォローアップが必要．

薬　効[1)]
- **麻子仁，杏仁**：潤下（潤し瀉下する）
- **芍薬**：血を補い，緊張を緩和
- **大黄**：瀉下
- **厚朴，枳実**：気をめぐらせる（理気）

処方に適した証[2)]

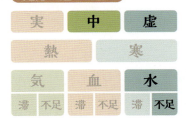

腹　証[2)]
特定の腹証なし

がんサポーティブケアで使える症状・使い方
便秘(p.122)

抑肝散

よく かん さん

ツ 大
54

こんな漢方処方です

五臓の考え方で精神活動を司る「肝」のたかぶりを抑えるという効能から，その名がつけられました．焦燥性興奮や不眠，せん妄などに用いられます．術後せん妄の抑制だけでなく，認知症の周辺症状を軽減させる効果もあります．

効能・効果

虚弱な体質で神経がたかぶるものの次の諸症：神経症，不眠症，小児夜なき，小児疳症

組　成

ツ 日局ソウジュツ　4.0 g，日局ブクリョウ　4.0 g，日局センキュウ　3.0 g，日局チョウトウコウ　3.0 g，日局トウキ　3.0 g，日局サイコ　2.0 g，日局カンゾウ　1.5 g

大 日局トウキ　3.0 g，日局ブクリョウ　4.0 g，日局チョウトウコウ　3.0 g，日局サイコ　2.0 g，日局センキュウ　3.0 g，日局カンゾウ　1.5 g，日局ビャクジュツ　4.0 g

一日量 （カッコ内は乾燥エキスの含有量）

ツ 7.5 g（3.25 g），大 7.5 g（3.7 g）

性　状

剤形：顆粒

におい：ツ 特異なにおい，大 わずかなにおい

味：ツ わずかに甘くて渋い，大 やや甘く，渋い

基本の用法・用量 （成人）

通常，成人1日量を2〜3回に分割し，食前または食間に経口投与する．なお，年齢，体重，症状により適宜増減する．

74　　第2章　がんサポーティブケアで用いられる漢方製剤

副作用
間質性肺炎，偽アルドステロン症，ミオパチー，心不全，肝機能障害，過敏症，消化器症状，傾眠．

注意
甘草を含むため，他の甘草を含む処方との併用時には，偽アルドステロン症に注意する．

薬効[1)]
- **当帰，川芎**：血を補い，血をめぐらせる（補血・活血）
- **甘草，蒼朮，茯苓**：胃を健やかにし腸を整える
- **柴胡**：肝の失調を整える（疏肝・清熱）
- **釣藤鈎**：興奮を鎮める（熄風）

処方に適した証[2)]

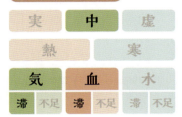

腹証[2)]
腹力中等度

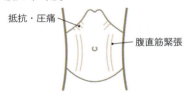

抵抗・圧痛　　腹直筋緊張

がんサポーティブケアで使える症状・使い方
帯状疱疹後神経痛(p.144)，**がん性疼痛**(p.168)，**不眠**(p.173)
入院中，手術後や薬物療法中に起こるせん妄にも用いる．治療経過中のイライラ感や家族や周囲の人へ攻撃性があるときにも用いられる．

抑肝散　　75

六君子湯
りっくんしとう

ツク小など
43

こんな漢方処方です

構成されている成分のうち，6種類の生薬を君子になぞらえてその名がつけられました．食欲不振をはじめとするさまざまな上部消化管症状に用いられ，最もエビデンスのある漢方処方でもあります．胃の排出能や適応性弛緩の促進，胃食道逆流の症状軽減，胃粘膜防御作用，抗うつ・食欲増加作用を持つグレリンの分泌促進・血中濃度上昇作用，経口鉄剤の消化器系副作用の軽減など，多くの効能があります．

効能・効果

胃腸の弱いもので，食欲がなく，みぞおちがつかえ，疲れやすく，貧血性で手足が冷えやすいものの次の諸症：胃炎，胃アトニー，胃下垂，消化不良，食欲不振，胃痛，嘔吐

組成

ツ 日局ソウジュツ　4.0 g，日局タイソウ　2.0 g，日局ニンジン　4.0 g，日局チンピ　2.0 g，日局ハンゲ　4.0 g，日局カンゾウ　1.0 g，日局ブクリョウ　4.0 g，日局ショウキョウ　0.5 g

ク 小 日局ニンジン　4.0 g，日局ビャクジュツ　4.0 g，日局ブクリョウ　4.0 g，日局ハンゲ　4.0 g，日局チンピ　2.0 g，日局タイソウ　2.0 g，日局カンゾウ　1.0 g，日局ショウキョウ　0.5 g

一日量 （カッコ内は乾燥エキスの含有量）

ツ 7.5 g（4.0 g），ク 6.0 g（4.1 g），小 9.0 g（5.5 g）

性状

剤形：ツ 顆粒，ク 小 細粒
におい：特異なにおい
味：ツ 甘い，ク わずかに苦く甘い，小 甘苦い

基本の用法・用量 （成人）

通常，成人1日量を2〜3回に分割し，食前または食間に経口投与する．なお，年齢，体重，症状により適宜増減する．

副作用

偽アルドステロン症，ミオパチー，肝機能障害，過敏症，消化器症状．

注 意

甘草を含むため，他の甘草を含む処方との併用投与時には偽アルドステロン症に注意する．

薬 効[1)]

- 人参，甘草，蒼朮，茯苓，大棗，生姜：気を補い，胃腸機能を高める（補気）
- 半夏，陳皮：胃腸の動きを良くする（理気・制吐）

処方に適した証[2)]

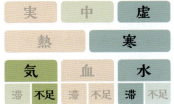

腹 証[2)]

腹力弱

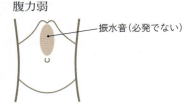

振水音（必発でない）

がんサポーティブケアで使える症状・使い方

全身倦怠感(p.81)，**疲労感**(p.86)，**悪心・嘔吐**(p.105)，**食欲不振**(p.110)，**下痢**(p.116)，**口内炎**(p.130)，**うつ症状**(p.173)，**がん悪液質**(p.179)

シスプラチン（ランダ®，ブリプラチン®）などによる悪心・嘔吐や食欲不振，QOL低下を改善．特に，強力な制吐薬を使用した後，薬物療法開始後6日目以降の食欲不振に用いる．次のサイクルまで継続して投与できる．抗うつ作用もある．

六君子湯

コラム　複数方剤の併用

　漢方は1剤で複数の症状に対応できるのがメリットですが，たとえ
ば，術後の体力低下に大建中湯，その後の薬物療法による全身倦怠感
に十全大補湯や補中益気湯，さらに食欲不振があるので六君子湯，な
ど，どんどん追加してしまいたくなります．しかし，「追加する」という
発想から「病態は変化し，漢方も変幻自在である」という理解に進むべ
きです．すなわち，基本は1剤とし，その時点で最も患者さんに必要
なこと（介入）は何かを考え，それに最適の漢方処方に絞ることが重要
です．この考えがあれば「漢方のポリファーマシー」は回避できます．

　そこで，まずは1剤で経過を見るのが一般的ですが，2剤を併用する
こともあります．実際には保険診療上，複数の方剤の併用には制限が
かけられています．都道府県によって少し差がありますが，保険診療
では，通常2剤までの併用は認められています．しかし，長期にわ
たって2剤を併用し続けたり，3剤を併用したりすると，保険で査定さ
れることがあります．これは，甘草などの生薬の重複による副作用（偽
アルドステロン症）や肝機能障害など（p.24）が懸念されることが，理由
のひとつだと考えられています．そこで，複数の方剤を併用する際に
は，たとえば1日3回の服用が常用量の方剤ならば1日2回に減量す
るなどといった工夫が必要です．さらに，猪苓湯合四物湯や茯苓飲合
半夏厚朴湯など，1剤がすでに合方になっているエキス剤は臨床的にも
有用です．柴朴湯（小柴胡湯合半夏厚朴湯）や柴苓湯（小柴胡湯合五苓
散）も1剤が合方になっています．

第3章

症例からみる症状別がんサポーティブケア

　第3章では，がん治療中に起こるさまざまな症状について，症状が起こる原因や発現の時期，漢方を用いない（主に西洋医学での）治療法を理解したうえで，漢方を用いた治療法を，症例を示しながら解説していきます．また，臨床で活かせるケアのポイントも紹介していますので，ぜひ役立ててください．

1 全身倦怠感，疲労感，術後の体力低下

代表的な処方

- 貧血を伴う全身倦怠感には ················ **十全大補湯**(p.56)
- 気力が衰え，疲労感が強いときには ······ **補中益気湯**(p.70)
- 不安感や咳などを伴うときには ············ **人参養栄湯**(p.62)

　全身倦怠感は作業・動作に関係なく「身体がだるい」という症状です．一方，疲労感は以前は普通にできた作業・動作で「疲れやすい（易疲労感）」，休息しても「疲れがとれない」ということです．違いはあるのですが，実際にはこれらを区別するのは難しいでしょう．また，これらに近しい症状として，手術の後に起こる体力低下も，がん治療において頻繁にみられます．そこで，本項ではこれら3つの症状をまとめて解説します．

1. 全身倦怠感

原 因 薬物療法，放射線療法，手術，がんの進行などによる栄養不良，代謝異常

発現の時期 薬物療法では，投与直後から1週間ごろ．その後，投与サイクルを重ねるごとに増強されることが多い

● どのような症状？

「身体がだるくて，何もする気にならない」「すぐ横になりたいような気分」，などと表現される自覚症状です．薬物療法中に起こりやすく，ほかにも放射線療法や外科手術後の回復期にも見られます．全身倦怠感は，何か動作をした後に感じる身体的な疲労感と違い，特に何も動作をしていないのに感じるだるさなどです．発症に関わる要因としては，がんそのものや治療といった身体的なものだけでなく，精神的なものも多いのが特徴です．また，全身倦怠感は眠気とも関連します．皆さんのなかにも花粉症で抗ヒスタミン薬を服用したことがある人も多いかと思いますが，そのときに「鼻水は止まるけれど，身体がだるくて，眠くなってしかたがない」という経験を持っている人もいるでしょう．それも全身倦怠感のひとつです．

なぜ，薬物療法によって全身倦怠感が起こるのかは不明ですが，同時に経験する悪心・下痢・貧血・発熱・痛みなどの症状や，感染症・甲状腺機能低下症などの内分泌疾患・肝機能障害・電解質異常などの病態が複雑に関与している場合が多いです．特に，症状が出やすい薬剤は表3-1-1で，これらの薬剤を含むレジメンでも同様です．しかし，その他の多くの抗悪性腫瘍薬でも全身倦怠感・疲労感

① 全身倦怠感，疲労感，術後の体力低下　81

表 3-1-1　全身倦怠感が出やすい薬剤の例

- シクロホスファミド(エンドキサン®)
- ドセタキセル(タキソテール® など)
- シスプラチン(ランダ®, ブリプラチン® など)
- カルボプラチン(パラプラチン®)
- レゴラフェニブ(スチバーガ®)

が出ます. なお, 患者さんが全身倦怠感・疲労感を訴えたときは, 重篤な肝機能障害をきたしている場合もあるので, できる限り病院を受診して血液検査などを受けるように伝えましょう.

● 漢方以外の治療法

さまざまな要素が複雑に関わっていることもあり, 西洋医学では全身倦怠感に有効な治療法はありません. 睡眠と休息, 水分や栄養の補給, マッサージや軽い運動, そして精神的なストレスからの解放とリラクゼーションなどが主な対応になります. しかし, このような対応は健常者であれば有効かもしれませんが, 進行がん患者, 特に薬物療法を受けている患者にとっては(やらないよりはやった方がよいでしょうが), 大きな効果は期待できません. ビタミン剤や抗うつ薬などを処方する場合もありますが, その有効性は証明されていません.

● 漢方の治療法とエビデンス

西洋医学で対応できない症状にこそ, 漢方が活用できるという発想が重要です. 漢方処方では, **効能・効果に全身倦怠感(疲労倦怠)が記載されている十全大補湯がまず考えられます**. この製剤の「十全」という語はもともとは「十分な」という意味を持ちますが, 漢方

82　**第 3 章**　症例からみる症状別がんサポーティブケア

表 3-1-2　津田玄仙著『療治茶談』における補中益気湯の適応

① 手足の倦怠感・脱力感　　⑤ 食物の味がわからない
② 話す言葉に力がない　　　⑥ 熱い飲食物を好む
③ 眼に力がない　　　　　　⑦ 臍周囲の動悸
④ 口に唾がたまる　　　　　⑧ 脈が散大で力がない

医学においては，「血」を補う「補血薬」である「四物湯」と，「気」を補う「四君子湯」に（これらの 8 生薬の組み合わせは「八珍湯」とよばれます），黄耆（補気作用）と桂皮（補陽作用）を加えたものが「十全大補湯」です（4 ＋ 4 ＋ 2 ＝ 10 ということですね）．このように，**血と気が両方とも虚している状態に使う処方なのです．血虚の症状としては貧血，皮膚乾燥，気虚としての症状は，全身倦怠感に加えて食欲不振，疲労感などがあります**．エビデンスとしては，**ランダム化比較試験で，薬物療法時の副作用軽減**[1]，**特に白血球減少の軽減**[2]，**進行性乳がん患者での生存期間延長**[3]などが報告されています．

　なお，**全身倦怠感に加えて疲労感が強い場合は，気虚に重点を置いた補中益気湯が推奨されます**．津田玄仙の『療治茶談』という古典では，補中益気湯の適応病態・症状が 8 項目にまとめられています（表 3-1-2）．これらの症状は，補中益気湯を全身倦怠感に用いるヒントになります[4]．補中益気湯の作用機序としては，ストレス負荷による易感染性を軽減させることなどが実験的に解明されていますが[5]，全身倦怠感を改善する作用機序については不明な点が多いです．

　このほかに**全身倦怠感（疲労倦怠）を効能・効果に持つものとしては，人参養栄湯があります**．婦人科がんの治療のうち，手術のみよりも薬物療法や放射線療法を併用した患者では，**特に人参養栄湯による全身倦怠感などの全般改善度が有意に優れていた**というランダ

① 全身倦怠感，疲労感，術後の体力低下　　83

ム化比較試験があります[6]．人参養栄湯には精神安定作用や鎮咳作用など，他の補剤にはない作用があり，処方のヒントになります．また，加味帰脾湯，六君子湯についてもランダム化比較試験はないものの，使用目標（証）に全身倦怠感が含まれており，臨床的には使える処方です．

Case　食道悪性黒色腫（30歳代女性）

■ 施行したがん治療と症状

　肝転移のため，DAV-Feron（DTIC，ACNU，VCR，IFN-β）療法後，抗PD-1抗体薬〔ニボルマブ（オプジーボ®）〕を2週間ごとに投与．投与後の全身倦怠感がつらいとの訴えがあった．

■ 処　方

　ツムラ十全大補湯　7.5 g/日（分3・食前）× 14日間

■ 漢方投与後の経過

　全身倦怠感に加えて貧血・皮膚乾燥がみられたため，それらの症状改善を目標に，また腫瘍免疫賦活という作用機序から投与したところ，投与しなかったサイクルと比較して，明らかに全身倦怠感が軽快した．

Case　前立腺がん（80歳代男性）

■ 施行したがん治療と症状

　70歳代で前立腺がんのため前立腺全摘出術を受けた．1年後に多発骨転移が生じ，ホルモン療法を受けていたが，再燃．ドセタキセル（タキソテール®）の点滴を受けたが，好中球減少と全身倦怠感が強く，下腿浮腫も生じた．

処　方

ツムラ十全大補湯　7.5 g/日（分3・食前）× 14日間

漢方投与後の経過

投与後約14日で全身倦怠感が改善した．その後，ドセタキセルにも不応となり，エンザルタミド（イクスタンジ®）160 mg/日（標準量）開始．十全大補湯をそのまま併用したところ，全身倦怠感が全くなく，エンザルタミドの投与継続が可能であった．標準量を継続できたことで，それまで200 ng/mL前後と著明高値であったPSAは急速に正常化し，4年目の現在も測定感度未満を維持している．しかし，骨シンチグラフィでは脊椎骨転移が残存しており，現在もエンザルタミドと十全大補湯の併用を継続している．

ケアのポイント

西洋医学と同様に，あるいはそれ以上に漢方医学では問診が重要です．同じ「身体がだるい」という訴えでも，よく問診をすると「下半身に力が入らない」「朝からだるい」「集中力が続かない」など，さまざまな自覚症状があることがわかります．また，いつから全身倦怠感があるのか（週単位なのか月単位なのかなど），食欲・便通・排尿・睡眠・1日の過ごし方（活動度）などを尋ねることで，処方のヒントを得ます．

外来では，患者が診察室に入ってくる姿勢・歩行・顔の表情などをすばやく観察し，臥床している入院患者では，最初に声をかけたときの反応を観察します．そして髪の毛から，頭部・頸部・胸部・背部・腹部・四肢・皮膚・爪などを丹念に診察します．そのなかでも腹部診察ではその所見を重視し，処方の決定に生かします．

2. 疲労感

> **原因** 薬物療法，放射線療法，手術，がんの進行，栄養不良，電解質異常など
>
> **発現の時期** 薬物療法では，投与直後から1週間ごろ

● どのような症状？

　皆さんも何か作業や運動をしたあとには疲労感を感じることがあると思いますが，休息や睡眠をとったり，栄養補給をしたりすれば，疲労感が取れるでしょう．これは健常者が経験する普通の疲労感です．心地よい疲労感は，むしろそのあとの良質の睡眠につながります．しかし，がん患者が経験する疲労感（がん関連疲労感）は，休息や栄養補給では軽快しないことが多く，何をするにもおっくうになってしまい，QOLが低下します．

　疲労感は全身倦怠感と同様に薬物療法や放射線療法のあとでみられます．その発生機序には不明な点が多いのですが，がん細胞から産生される炎症性サイトカインの関与が考えられています．がんと炎症には深い関係があり，がんは慢性の炎症ともいえます．薬物療法などによってがん細胞が破壊されると，さらに炎症性サイトカインが血中に放出されて，症状が悪化します．進行がん患者では，感染症などがないにもかかわらず発熱したり（腫瘍熱），血液検査ではCRPなどの炎症反応が高くなったりします．また，炎症性サイトカインはがん悪液質（p.179参照）の発生にも関与しているとされ，進行がん患者が体力を消耗していく過程に重要な因子です．

　なお，疲労感が起こりやすい薬剤は全身倦怠感が起こりやすい薬剤（表3-1-1）と同様です．

● 漢方以外の治療法

　海外ではこのようながん関連疲労感に対して，適度な運動療法や認知行動療法，心理社会的サポート，マインドフルネスなどの心身の自己調整といった試みがなされています[7]．炎症性サイトカインに対する抗体薬なども開発されていますが，がん患者の疲労感への有効性の検証はまだ研究段階です．

● 漢方の治療法とエビデンス

　漢方医学では疲労感を「気虚」ととらえ，気を補う補剤である補中益気湯をよく使います．補中益気湯については「1. 全身倦怠感」で前述しましたが，がん関連疲労感に対して日本の漢方製剤を用いた韓国でのランダム化比較試験において，補中益気湯の投与群が投与前後で，また非投与群に比して，有意に疲労感を軽減させたと報告されています[8]．また，単味の生薬ですが，アメリカニンジンを用いた米国でのランダム化比較試験で有意に疲労感が軽減されることが報告されています[9]．一方，オタネニンジンではプラセボと有意差がなかったとする報告がありましたが[10]，メタ解析では安全性が高く，一定の有効性があると評価されています[11]．その他，効能・効果や使用目標（証）に疲労感が含まれる処方として，十全大補湯，人参養栄湯，六君子湯があり，臨床的には使える処方です．

Case 乳がん(40歳代女性)

■ 施行したがん治療と症状
　左乳がんのため乳房全摘術＋乳房再建術を受けた．術後はホルモン療法〔タモキシフェン（ノルバデックス®）20 mg/日〕を受けていたが，仕事（自営業）中の疲労感が強く，仕事後に休息しても疲れが取れない．

■ 処　方
　ツムラ補中益気湯　7.5 g/日（分3・食前）× 14日間

■ 漢方投与後の経過
　投与後2週間で疲労感が軽快し，日中の仕事を楽にこなせるようになり，4週間後からは疲れても休息すれば回復するようになった．2年後の現在は補中益気湯 5.0 g/日で経過観察中である．

■ ケアのポイント
　「全身倦怠感」(p.81)の記載を参照．

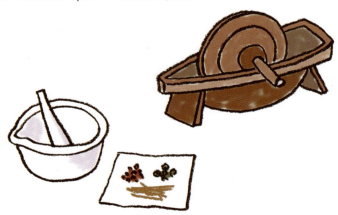

3. 術後の体力低下

> **原　因**　手術，がんの進行
> **発現の時期**　手術後1ヵ月〜1年ごろ

● どのような症状？

　がんの手術後の体力低下は，合併症の増加や，がんの再発にも関係します．また，術後には疼痛・咳嗽・腸閉塞・せん妄・浮腫・異常発汗・食欲不振など，本書で取り扱うさまざまな症状が出やすいです．とくに入院生活・臥床期間が長くなると，筋力低下・廃用性筋萎縮など，日常生活活動度(activities of daily living, ADL)が低下するような問題も関連してきます．

　手術という大きなストレスが身体に加わることで，体内では炎症性サイトカインが出て，炎症反応が陽性になります[12]．この炎症性サイトカインによって疲労感がもたらされます．また，術後の臥床や安静によって筋力が低下することも原因のひとつと考えられます．

● 漢方以外の治療法

　西洋医学では，リハビリテーションの積極的な導入など以外，ほとんど対策がありません．がんのリハビリテーションは，最近とくに積極的に取り入れられるようになりました．

● 漢方の治療法とエビデンス

　「術後の体力低下」はやや漠然とした表現ですが，心身が弱っている状態，漢方医学では虚の状態になっています．このようなときに

① 全身倦怠感，疲労感，術後の体力低下　　89

表 3-1-3　術後に用いられる方剤

術後の全般的な回復	補中益気湯，十全大補湯，人参養栄湯
術後の創部痛の対策	芍薬甘草湯
術後のせん妄	抑肝散
術後の肝機能障害	茵蔯蒿湯

は漢方の補剤を使うことができます．術後の合併症予防も視野に入れて，術前から漢方製剤を開始する場合もあります．

　ランダム化比較試験でエビデンスが検証されている漢方製剤があります．**肝切除術後の大建中湯投与は，炎症反応の抑制・腸蠕動の促進・早期の経口摂取開始などの効果があります**[13]．このほか，実際の臨床では，術後の免疫能回復に補中益気湯や十全大補湯，術後の創部痛の対策として芍薬甘草湯，術後のせん妄に抑肝散，術後の肝機能障害に茵蔯蒿湯などの有用性が報告されています[14]（**表 3-1-3**）．このように術後の対策として漢方はさまざまな可能性を持っています．

Case　大腸がん（60歳代女性）

■ 施行したがん治療と症状

　下血をきっかけに精査された結果，進行 S 状結腸がんと診断され，手術を受けた．Stage Ⅲa（リンパ節転移あり）であったため，再発予防のため術後補助化学療法を受けた．術後の回復がやや遅れ，体力が低下したと感じており，悪心・嘔吐や食欲不振のため薬物療法は 1 ヵ月で中止．その後は，がん治療サポート外来（腫瘍内科）でフローすることとなった．やせ型の体格で腹部は軟弱，貧血傾向で手足の先が冷える．全体的に元

90　第 3 章　症例からみる症状別がんサポーティブケア

気がなく，声も弱々しい．
■ 処　方
　ツムラ十全大補湯　7.5 g/日（分 3・食前）× 28 日分
■ 投与後の経過
　投与開始時にはすでに術後 3 ヵ月が経過していたが，投与開始から 1 ヵ月で徐々に元気になり，「漢方薬が美味しく感じる」とのこと．術後 11 年目の現在も十全大補湯を 5.0 g/日服薬中だが，再発もなく，元気に仕事（自営業）をしている．

■ ケアのポイント
　術後は手術創部の痛みや違和感，筋力の低下，全身倦怠感や易疲労感などの有無について問診します．実際に手術創部を観察したり，呼吸器や消化器など，がんの部位によって術後の症状や機能障害がないかよく観察しましょう．

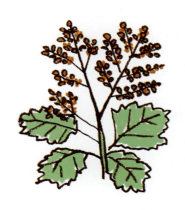

参考文献

1）藤原道久，他：婦人科悪性腫瘍の化学療法による骨髄抑制に対する十全大補湯の効果．産婦人科漢方研究のあゆみ，15：86-89，1998.

2）鈴木眞一，他：癌化学療法患者における十全大補湯（TJ-48）の白血球減少症に及ぼす効果の検討．Progress in Medicine，15（9）：1968-1971，1995.

3）Adachi I：Supporting therapy with shi quan da bu tang in advanced breast cancer patients. Biomedical Research, 11（suppl）：25-31, 1990.

4）森清志，他：肺癌化学療法の全身倦怠感に対する補中益気湯の有用性．Biotherapy，6（4）：624-627，1992.

5）Yamaoka Y, et al：Protective effect of a traditional Japanese medicine, Bu-zhong-yi-qi-tang（Japanese name：Hochu-ekki-to), on the restraint stress-induced susceptibility against Listeria monocytogenes. Immunopharmacology, 48（1）：35-42, 2000.

6）水野正彦，他：婦人科癌治療後の全身状態改善・体力回復に対する人参養栄湯の臨床評価―非投与群との臨床比較試験．産科と婦人科，60（10）：1533-1545，1993.

7）Bower JE：Cancer-related fatigue--mechanisms, risk factors, and treatments. Nat Rev Clin Oncol, 11（10）：597-609, 2014.

8）Jeong JS, et al：Bojungikki-tang for cancer-related fatigue：a pilot randomized clinical trial. Integr Cancer Ther, 9（4）：331-338, 2010.

9）Barton DL, et al：Wisconsin Ginseng（Panax quinquefolius）to improve cancer-related fatigue：a randomized, double-blind trial, N07C2. J Natl Cancer Inst, 105（16）：1230-1238, 2013.

10）Yennurajalingam S, et al：A double-blind, randomized, placebo-controlled trial of Panax ginseng for cancer-related fatigue in patients with advanced cancer. J Natl Compr Canc Netw, 15（9）：1111-1120, 2017.

11）Arring NM, et al：Ginseng as a treatment for fatigue：A systematic review. J Altern Complement Med, 2018. doi：10.1089/acm.2017.0361.［Epub ahead of print］

12）Motoo Y, et al：Urinary gonadotropin peptide as acute phase reactant：transient elevation after operation for digestive diseases. Eur J Endocrinol, 140（6）：555-560, 1999.

13）Nishi M, et al：The beneficial effects of Kampo medicine Dai-ken-chu-to after hepatic resection：a prospective randomized control study. Hepatogastroenterology, 59（119）：2290-2294, 2012.

14）西島弘二，他：がん周術期における漢方薬．癌と化学療法，42（13）：2430-2433，2015.

2 血球減少

代表的な処方

- 赤血球の減少には　………………………　人参養栄湯(p.62)
- 白血球の減少には　………………………　十全大補湯(p.56)
- 血小板の減少には　………………………　加味帰脾湯(p.46)

　血球には赤血球・白血球・血小板の3系統があり，これらが減少することで，貧血・発熱・出血傾向などの臨床症状が出ます．特に，抗悪性腫瘍薬は骨髄中の造血細胞に大きな影響を及ぼすため，薬物療法中には，血液の成分を作り出せなくなる症状である骨髄抑制が頻繁に起こります．そのため，がん治療中に血球減少に全く悩まない，ということはあり得ません．

　血球の減少は好中球の減少など，なかには生命を脅かす危険性をもつ症状もあり，特に細心の注意が必要な副作用と言えるでしょう．そこで本項では，各血球系の減少の病態や臨床症状，そして漢方の役割を解説します．

1. 赤血球減少（貧血）

> **原因** 薬物療法による骨髄抑制のほか，腫瘍や消化管からの出血，鉄・ビタミンB_{12}・葉酸などの欠乏
>
> **発現の時期** 薬物療法では，投与後1〜2週間ごろ以降

● どのような症状？

　がん治療における赤血球の減少，すなわち貧血は，**薬物療法中の骨髄抑制によるもののほか，進行がんにおける消耗性の貧血のような病態や，消化管がんなどで頻繁に起こる原発巣からの出血による貧血など，さまざまな場面で見られます**．薬物療法によるものの場合，使用する薬剤やレジメンなどによって異なりますが，**治療開始後1〜2週間後より徐々に出現することが多い**です．これは，赤血球の寿命が120日と長いため，すぐには薬剤の影響を受けないためです．

　貧血の症状としては，労作時の動悸・息切れ，易疲労感，頭痛，めまいなどが挙げられますが，軽度の場合には自覚症状が現れないことも多いです．貧血（Hb減少）の重症度のグレードを**表3-2-1**に示します．

　特に症状が出やすい薬剤は，プラチナ製剤，タキサン系やアントラサイクリン系抗がん剤です（**表3-2-2**）．

● 漢方以外の治療法

　ヘモグロビン濃度が6.5 g/dL以下で赤血球輸血を行います．一般に，血液透析を必要とする慢性腎臓病に由来する腎性貧血などには，エリスロポエチンの分泌不足に対応する赤血球造血刺激因子製

94　**第3章** 症例からみる症状別がんサポーティブケア

表 3-2-1　貧血の重症度

Grade 1	ヘモグロビン< LLN〜10.0 g/dL
Grade 2	ヘモグロビン< 10.0〜8.0 g/dL
Grade 3	ヘモグロビン< 8.0 g/dL；輸血を要する
Grade 4	生命を脅かす；緊急処置を要する
Grade 5	死亡

（有害事象共通用語規準 v5.0 日本語訳 JCOG 版より引用，改変
JCOG ホームページ http://www.jcog.jp/）

表 3-2-2　赤血球減少が出やすい薬剤の例

- シスプラチン（ランダ®，ブリプラチン® など）
- カルボプラチン（パラプラチン®）
- ドセタキセル（タキソテール® など）
- パクリタキセル（タキソール®）
- ドキソルビシン（アドリアシン®）

剤が用いられることがありますが，がん医療では一般的ではありません．なお，消化管などからの出血が止まり，血清鉄が低値の場合には，鉄剤（フェジン® 静注など）を補給します．

● 漢方の治療法とエビデンス

　漢方において，貧血は血虚にあたります．実は，漢方処方のなかには効能・効果として「貧血」が記載されているものがかなりあります．当帰芍薬散，十全大補湯，帰脾湯，人参養栄湯，加味帰脾湯などです．たとえば，がん患者の術前自己血貯血において，鉄剤やエリスロポエチン製剤に十全大補湯を併用すると，貯血による赤血球数およびヘマトクリット値の減少幅が有意に少なくなることがラン

② 血球減少　　95

ダム化比較試験で証明されています[1]. その他，出血が明らかな場合（放射線性直腸炎による出血など）には，芎帰膠艾湯を用います.

Case **子宮頸がん（60歳代女性）**

■ **施行したがん治療と症状**

子宮頸がんの腹膜播種のため，腹腔内の腫瘍除去手術，骨盤腔への放射線照射の後，薬物療法で腫瘍制御を図った．しかし，薬物療法（カルボプラチン・パクリタキセル療法）による骨髄抑制に伴う血小板減少に加えて，放射線性直腸炎のため下血が持続し，含糖酸化鉄（フェジン®）を投与しているものの貧血が慢性化した.

■ **処　方**

ツムラ芎帰膠艾湯　9.0 g/日（分3・食前）× 14日間

■ **漢方投与後の経過**

投与後は下血が軽快した．鉄剤投与も不要となり，外来通院でフォロー可能となった.

■ **ケアのポイント**

「貧血」というと，「立ちくらみがします」と答える患者がよくいます．医療者には「Hbの減少＝貧血」という意識がありますが，一般の患者にとっては，貧血というといわゆる「脳貧血」のような解釈が一般的です．その際には頭からその発言を否定せず，やんわりと貧血の定義を説明できる度量が必要です.

2. 白血球減少（好中球減少）

> **原因** 薬物療法，放射線療法
> **発現の時期** 薬物療法では，投与後 1〜2 週間ごろ

● どのような症状？

　薬物療法中の骨髄抑制で，最もよくみられる症状が白血球の減少です．白血球にはいくつか種類（分画）がありますが，とりわけ問題になるのは好中球の減少です．**好中球は感染防御に重要な役割を担っているため，骨髄抑制によって好中球が減少すると，易感染状態になります．**多くの薬剤では，投与から 7〜14 日後に好中球の値が nadir（最低値）となります．

　好中球減少の重症度のグレードを**表 3-2-3** に示します．グレード4 では，生体はきわめて無防備な状態になり，細菌感染が起こりやすくなります．**発熱から敗血症，そしてショックへと進むと生命にかかわる事態になります．**なお，好中球の減少に発熱を伴った状態

表 3-2-3　好中球減少の重症度

Grade 1	< LLN〜1,500/mm^3
Grade 2	< 1,500〜1,000/mm^3
Grade 3	< 1,000〜500/mm^3
Grade 4	< 500/mm^3
Grade 5	—

（有害事象共通用語規準 v5.0 日本語訳 JCOG 版より引用，改変
JCOG ホームページ http://www.jcog.jp/）

表 3-2-4　発熱性好中球減少症の定義

好中球数	500/mm³ 未満，または 1,000/mm³ 未満で 48 時間以内に 500/mm³ 未満に減少すると予測できる
体　温	腋窩温 37.5°C 以上(口腔内温 38°C 以上)

表 3-2-5　白血球減少が出やすい薬剤の例

- シスプラチン(ランダ®，ブリプラチン® など)
- カルボプラチン(パラプラチン®)
- オキサリプラチン(エルプラット®)
- ドセタキセル(タキソテール® など)
- パクリタキセル(タキソール®)
- ドキソルビシン(アドリアシン®)

は，発熱性好中球減少症(febrile neutropenia，FN)とされています．**FN は何らかの微生物による感染症が原因であるため，抗菌薬の投与など，緊急対応が必要な状態です**(表 3-2-4)．

　外来化学療法では，好中球数が 1,500/mm³ 以上(レジメンによっては 1,000/mm³ 以上)でないとその日の治療はできません．好中球がこれらの基準を下回っている場合でも，治療日を 1 週間延期すると，自然に回復して 1,500/mm³ 以上になる場合が多いです．しかし，薬物療法を長期間継続してきて骨髄機能がかなり低下している場合は，なかなか好中球数が回復せず，予定通りの治療ができないことがあり，患者や医療者にとっては悩みの種になります．

　特に症状が出やすい薬剤は，プラチナ系・タキサン系・アントラサイクリン系の細胞障害性抗がん剤です(表 3-2-5)．

● 漢方以外の治療法

　好中球減少に対する治療法として，現在は顆粒球コロニー刺激因子(G-CSF)が用いられています．近年では短時間型のG-CSF(フィルグラスチム)に加えて，長時間作用型のポリエチレングリコール化製剤(ペグフィルグラスチム)も使用できるようになったので，かつてよりは対応できるようになってきました．しかし，好中球減少が予想されても，FN発症率が高い(20%を超える)レジメン〔膵がんに対するFOLFIRINOXや前立腺がんに対するカバジタキセル(ジェブタナ®)など〕を用いるときなど限られた場合以外では，予防的なG-CSF投与はできません．しかし，いったん重篤な好中球減少が生じた場合には，次のサイクルでペグフィルグラスチムを使うことができますので，カルテに症状詳記を記入しておく必要があります．

● 漢方の治療法とエビデンス

　漢方製剤の保険適用に「白血球(好中球)減少」という病名はありません．しかし，**十全大補湯は，薬物療法や放射線療法後の骨髄抑制に対して，造血幹細胞を増やす作用が実験的に証明され**[2, 3]，**ランダム化比較試験**[4]**でも報告されています**．このランダム化比較試験では，白血球減少開始時期が十全大補湯投与群で有意に延長し，減少開始時期から最低値までの期間が有意に長かったという結果でした．

Case　乳がん(30歳代女性)

施行したがん治療と症状

　右乳がんにて乳房切除，広背筋皮弁による乳房再建術を受けた．その後，パクリタキセル(タキソール®)12サイクル＋トラ

スツズマブ(ハーセプチン®)1年間の術後補助化学療法を受けた．パクリタキセル投与期間中，しばしば好中球減少(グレード3)のため，パクリタキセルの減量を余儀なくされた．

■ **処　方**

ツムラ十全大補湯　7.5 g/日(分3・食前) × 14日間

■ **漢方投与後の経過**

十全大補湯の内服を開始してからは，グレード3以上の好中球減少が全く起きなくなり，その後は減量せずに予定通りの回数のパクリタキセル投与を完遂できた．なお，十全大補湯はその後も継続して服用している(術後の体力回復と腫瘍免疫能向上のため)．

ケアのポイント

好中球数の減少は，発熱がなければこれといった自覚症状がありません．治療に来た患者が外来で「今日は元気ですので，治療をお願いします」と言っていても，採血結果を見たら，好中球数が700だった，などということもよくあるので，注意が必要です．

また，患者にとっても何とかしたいという思いからでしょうか，特に女性の患者から「食べ物で何か好中球を増やすものはないでしょうか？」という質問をよく受けます．しかし，実際にはそのようなものはないので，「残念ながら，好中球を増やす食べ物などはありません」と答えることになります．

3. 血小板減少（出血傾向）

原　因　薬物療法（特にプラチナ系抗がん剤，マルチキナーゼ阻害薬など），播種性血管内凝固症候群
発現の時期　薬物療法では投与後 1〜2 週間ごろから．サイクルを重ねていくにつれ頻度が高くなる

● どのような症状？

　薬物療法で現れる血液に関する副作用としては，好中球減少が最も頻度が高いのですが，ときに血小板の減少が顕著になることもあります．ほとんどの場合，好中球減少を伴っています．**血小板は止血に関与するので，血小板減少は出血傾向につながります**．つまり，腫瘍そのものや消化管など，さまざまな部位から出血する危険が増すということです．また，「あざができやすくなった」という患者の訴えもよく聞きます．

　血小板減少の重症度グレードを**表 3-2-6** に示します．特に症状が出やすい薬剤は，白血球減少をきたしやすいものとも共通していま

表 3-2-6　血小板減少の重症度

Grade 1	< LLN〜75,000/mm^3
Grade 2	< 75,000〜50,000/mm^3
Grade 3	< 50,000〜25,000/mm^3
Grade 4	< 25,000/mm^3
Grade 5	—

（有害事象共通用語規準 v5.0 日本語訳 JCOG 版より引用，改変
JCOG ホームページ http://www.jcog.jp/）

② 血球減少　　101

表 3-2-7　血小板減少が出やすい薬剤の例

- シスプラチン(ランダ®, ブリプラチン® など)
- オキサリプラチン(エルプラット®)
- ドセタキセル(タキソテール® など)
- パクリタキセル(タキソール®)

す(表 3-2-7).

● 漢方以外の治療法

　血小板減少が高度(グレード 4)になった場合には, 血小板輸血を考えます. しかし, 実際のところ, それ以外の対処法はありません.

● 漢方の治療法とエビデンス

　加味帰脾湯に血小板減少抑制効果があることが報告されています. 前向きのランダム化比較試験ではなく, 後ろ向き解析ではありますが, 卵巣がんの薬物療法において加味帰脾湯投与期の方が非投与期よりも血小板減少の程度が軽く, 回復も早いという結果でした[5]. また, 泌尿器科領域で, 尿路上皮がんに対するゲムシタビン・シスプラチン(GC)療法において, 血小板数が 10 万以下になった 15 例に加味帰脾湯を投与したところ, 投与後は有意に血小板数が増加し, 血小板最低値も有意に増加しました[6].

Case　大腸がん(50 歳代女性)

■ 施行したがん治療と症状

　Stage Ⅲa の S 状結腸がんの術後補助化学療法として XELOX 療法(カペシタビン + オキサリプラチン)を受けていたところ, 血小板が正常範囲内から 5〜6 万まで減少した. オキサリプラ

102　第 3 章　症例からみる症状別がんサポーティブケア

チンの減量・休薬により，8〜9万まで回復したが，それ以上の減量は患者が希望しなかった．

処　方

ツムラ加味帰脾湯　7.5 g/日（分3・食前）× 14 日間

漢方投与後の経過

加味帰脾湯を併用したところ，血小板は常に10万を超えるようになった．また，不眠症が改善し，全身倦怠感も軽快した．結果，XELOX は1段階の減量のみで，8サイクルを無事完遂することができた．

ケアのポイント

外来化学療法では，オキサリプラチンを含むレジメン（XELOX，FOLFOX など）で血小板減少が見られることがあります．しかし，通常は5万以上のことが多く，その程度の数値であれば，臨床症状もありません．また，休薬などで数値も自然に回復するため，患者には心配をしすぎないように伝えるとよいでしょう．

参考文献

1）青江尚志：術前自己血貯血における十全大補湯の効果．Pharma Medica，25(10)：11-14，2007.

2）大西陽子，他：放射線照射による副作用の軽減と予防効果．癌と化学療法，16(4)：1494-1499，1989.

3）Ogawa K, et al：Protective effect of the Japanese traditional medicine juzentaihoto on myelosuppression induced by the anticancer drug TS-1 and identification of a potential biomarker of this effect. BMC Complement Altern Med, 12：118, 2012.

4）鈴木眞一，他：癌化学療法患者における十全大補湯（TJ-48）の白血球減少症に及ぼす効果の検討．Progress in Medicine，15(9)：1968-1971，1995.

5）Yanase T, et al：Efficacy and safety of the traditional Japanese herbal medicine kamikihito for bone marrow suppression, particularly thrombocytopenia, during chemotherapy for advanced recurrent ovarian cancer. Trad Kampo Med, 5(1)：33-37, 2018.

6）並木俊一，他：ゲムシタビン/シスプラチン併用化学療法による骨髄抑制に対する加味帰脾湯の効果についての検討．臨泌，72(8)：653-656，2018.

3 悪心・嘔吐，食欲不振

代表的な処方

- 食欲不振に対する第一選択には ·············· 六君子湯(p.76)
- 口渇・頭痛・むくみがあるときには ·········· 五苓散(p.52)
- 吐いてもすっきりしないときには ········· 小半夏加茯苓湯
- とくに気力が衰えているときには ········ 補中益気湯(p.70)
- のどがつかえるときには ·················· 半夏厚朴湯(p.66)

　悪心(吐き気)・嘔吐や食欲不振は，がん患者が経験する頻度の多い症状です，特に，薬物療法を受けると，これらの症状が出るというイメージがあるでしょう．しかし，悪心・嘔吐は，近年の制吐薬の進歩によって，症状の出現をかなりコントロールできるようになり，薬物療法で経験する副作用としては，出現頻度もかなり減ってきています．一方，食欲不振は，残念ながら現代医学による特効薬はありません(研究段階の薬剤はありますが)．食欲不振で食事摂取量が減少すると体重が減少し，がん悪液質に至ります．

　そこで，本項では悪心・嘔吐と食欲不振に分けて対処法を解説していきます．

104　第3章　症例からみる症状別がんサポーティブケア

1. 悪心・嘔吐

> **原　因**　薬物療法（精神的な要因を含む），放射線療法，がんの進行（脳，消化器など），オピオイドなどの鎮痛薬
> **発現の時期**　薬物療法では，投与開始後〜5日間程度（精神的な要因で投与前に起こることもある）

● どのような症状？

　放射線照射などによっても起こることがありますが，主な原因は薬物療法によるものです．薬物療法で悪心・嘔吐が起こる機序は明らかになっています．**薬剤が投与されると，腸管細胞からセロトニンが放出されます．セロトニンは脳幹の化学受容器引き金帯（chemoreceptor trigger zone, CTZ）を刺激したり，求心性迷走神経を介して脳幹の嘔吐中枢を刺激します**（図3-3-1）．

　薬物療法による悪心・嘔吐は，起こる時期によって分類されています（表3-3-1）．投与後すぐ（24時間以内）に起こるのは急性悪心・嘔吐，投与後24時間〜5日後に起こるのは遅発性悪心・嘔吐です．投与前に症状が出ることもあり，予測性悪心・嘔吐と呼ばれています．これは薬剤自体の作用によって起こるものではなく，たとえば，第1サイクルで悪心・嘔吐が起きたため，第2サイクルの治療前に症状を自覚するといった精神的な要因によるものです．若い女性に多い傾向があります．

　また，薬剤によって，悪心・嘔吐を起こす危険度は大きく異なり，高度リスク・中等度リスク・軽度リスク・最低度リスクに分類されます（表3-3-2）．

③　悪心・嘔吐，食欲不振　　105

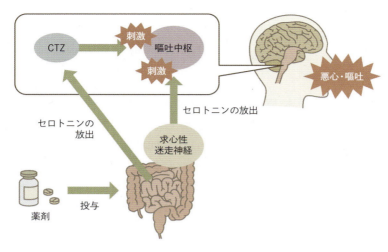

図 3-3-1　悪心・嘔吐のメカニズム

表 3-3-1　悪心・嘔吐の分類

急性悪心・嘔吐	投与後すぐ(24 時間以内)
遅発性悪心・嘔吐	投与後しばらくしてから(24 時間〜5 日後)
予測性悪心・嘔吐	投与前(精神的な要因)

● 漢方以外の治療法

　基礎研究で，悪心・嘔吐の発生機序にセロトニンやニューロキニン 1(サブスタンス P)などが関与することが解明されたことで，それらの生理活性物質の阻害薬が開発されました．がん治療においては，セロトニン($5\text{-}HT_3$)受容体拮抗薬やニューロキニン 1(NK_1)受容体拮抗薬が用いられます(表 3-3-3)．たとえば，高度リスクの薬剤の代表格であるシスプラチン(ランダ®，ブリプラチン® など)を含むレジメンを使うときには，前投薬として，$5\text{-}HT_3$ 受容体拮抗薬と NK_1 受容体拮抗薬，さらにデキサメタゾン(副腎皮質ステロイ

表 3-3-2 催吐性のある薬剤の例

	注射薬	経口薬
高度リスク (催吐頻度 > 90%)	**細胞障害性抗がん剤** シクロホスファミド(エンドキサン®) (≧ 1500 mg/m²) ダカルバジン シスプラチン(ランダ®, ブリプラチン® など)	**細胞障害性抗がん剤** プロカルバジン
中等度リスク (催吐頻度 30〜90%)	**細胞障害性抗がん剤** ベンダムスチン(トレアキシン®) シクロホスファミド(エンドキサン®) (< 1500 mg/m²) イホスファミド(イホマイド®) シタラビン(キロサイド®) (> 1000 mg/m²) アザシチジン(ビダーザ®) カルボプラチン(パラプラチン®) オキサリプラチン(エルプラット®) ダウノルビシン(ダウノマイシン®) ドキソルビシン(アドリアシン®) エピルビシン(ファルモルビシン® など) イリノテカン(トポテシン®, カンプト®)	**細胞障害性抗がん剤** シクロホスファミド(エンドキサン®) テモゾロミド(テモダール®) ビノレルビン(ナベルビン®, ロゼウス®) **分子標的薬** セリチニブ(ジカディア®) クリゾチニブ(ザーコリ®) イマチニブ(グリベック®)
軽度リスク (催吐頻度 10〜30%)	**細胞障害性抗がん剤** メトトレキサート(メトトレキセート®) ペメトレキセド(アリムタ®) フルオロウラシル(5-FU) ゲムシタビン(ジェムザール®) ドキソルビシンリポソーム(ドキシル®) ミトキサントロン(ノバントロン®) マイトマイシン C(マイトマイシン) ドセタキセル(タキソテール®, ワンタキソテール®) パクリタキセル(タキソール®) nab-パクリタキセル(アブラキサン®) エリブリン(ハラヴェン®) エトポシド(ラステット®, ベプシド®) **分子標的薬** トラスツズマブ エムタンシン(カドサイラ®) ペルツズマブ(パージェタ®) セツキシマブ(アービタックス®) パニツムマブ(ベクティビックス®) テムシロリムス(トーリセル®) ボルテゾミブ(ベルケイド®) **免疫チェックポイント阻害薬** イピリムマブ(ヤーボイ®)	**細胞障害性抗がん剤** カペシタビン(ゼローダ®) テガフール・ギメラシル・オテラシル カリウム(ティーエスワン® など) テガフール・ウラシル(ユーエフティ®) フルダラビン(フルダラ®) エトポシド(ラステット®, ベプシド®) **分子標的薬** ダサチニブ(スプリセル®) ニロチニブ(タシグナ®) アファチニブ(ジオトリフ®) ラパチニブ(タイケルブ®) アキシチニブ(インライタ®) パゾパニブ(ヴォトリエント®) レゴラフェニブ(スチバーガ®) エベロリムス(アフィニトール®) ダブラフェニブ(タフィンラー®) オラパリブ(リムパーザ®) **その他** レナリドミド(レブラミド®) ボリノスタット(ゾリンザ®)
最小度リスク (催吐頻度 < 10%)	**細胞障害性抗がん剤** フルダラビン(フルダラ®) ブレオマイシン(ブレオ®) ビンブラスチン(エクザール®) ビンクリスチン(オンコビン®) ビノレルビン(ナベルビン®, ロゼウス®) **分子標的薬** ベバシズマブ(アバスチン®) トラスツズマブ(ハーセプチン®) リツキシマブ(リツキサン®) **免疫チェックポイント阻害薬** ニボルマブ(オプジーボ®) ペムブロリズマブ(キイトルーダ®)	**細胞障害性抗がん剤** メルファラン(アルケラン®) メトトレキサート(メトトレキセート®) ヒドロキシカルバミド(ハイドレア®) **分子標的薬** エルロチニブ(タルセバ®) ゲフィチニブ(イレッサ®) ベムラフェニブ(ゼルボラフ®) ソラフェニブ(ネクサバール®) スニチニブ(スーテント®) **その他** ポマリドミド(ポマリスト®)

表 3-3-3　がん治療に用いられる主な制吐薬

分類	一般名	剤形	商品名
5-HT$_3$ 受容体拮抗薬	グラニセトロン	錠, 細粒, 注射	カイトリル®
	パロノセトロン	注射	アロキシ®
NK$_1$ 受容体拮抗薬	アプレピタント	カプセル	イメンド®
	ホスアプレピタントメグルミン	注射	プロイメンド®
副腎皮質ステロイド	デキサメタゾン	錠	デカドロン

ド)の3者を併用します．これらの薬剤を組み合わせることで，急性／遅発性両方の悪心・嘔吐の90％以上を予防・軽減できます．もし，効果が不十分な場合には，制吐薬の追加投与(添付文書で認められている範囲内)で対応します．

● 漢方の治療法とエビデンス

　悪心・嘔吐は制吐薬でコントロールすることが可能な場合が多い症状ではありますが，高度リスクの薬剤使用時などには制吐薬をフルに使っても，症状が出てしまう場合があります．また，中等度リスクの薬剤使用時や投与6日目以降にも症状が残る場合などでは，保険診療上，制吐薬の投与日数に制限があります．そのようなときには，漢方が有力な選択肢となります．なお，5-HT$_3$ 受容体拮抗薬やNK$_1$ 受容体拮抗薬はとても有効な薬剤ではありますが，薬価が高いため，漢方を有効に用いることができれば，医療費を抑えることができるメリットもあります．

　悪心・嘔吐に対して，最もエビデンスがある処方は六君子湯です[1, 2]．ほかには**口渇・頭痛・むくみを伴う悪心には五苓散**(二日酔いによく用いられます)，**吐いてもすっきりしないような例には小**

108　第3章　症例からみる症状別がんサポーティブケア

半夏加茯苓湯（妊娠中のつわりによく用いられます）などを用いることもあります．一般的な制吐薬であるメトクロプラミド（プリンペラン®）やドンペリドン（ナウゼリン®）も使えますが，**悪心・嘔吐は食欲不振と密接に関連しており，食欲不振の改善に対するエビデンスがある六君子湯を使えば，1剤で悪心・嘔吐，食欲不振といった複数の副作用に対応できます**．

Case　膵がん（50歳代女性）

■ 施行したがん治療と症状

　進行膵体部がん（多発肺転移，腹膜播種を伴う）と診断され，一次治療として FOLFIRINOX を，二次治療としてゲムシタビン（ジェムザール®）・アルブミン懸濁型パクリタキセル（アブラキサン®）を投与された．それぞれいったんは抗腫瘍効果が認められたが，その後増悪したため，テガフール・ギメラシル・オテラシルカリウム（ティーエスワン®）単剤療法（100 mg/日，2週間服用，1週間休薬）となった．ティーエスワン®服薬期間中は常に悪心が続き，食欲が低下した．

■ 処　方

　ツムラ六君子湯　7.5 g/日（分3・食前）× 21日間

■ 漢方投与後の経過

　六君子湯を投与したところ，3週間後の再診時の問診では，ティーエスワン®服薬期間でも悪心はごく軽度で，食欲も回復傾向を示した．特に1週間の休薬期間も六君子湯が服用できるので，さらに悪心と食欲不振が軽減された．その後も六君子湯を併用しながらティーエスワン®療法が継続可能となり，腫瘍の制御に成功した．

③　悪心・嘔吐，食欲不振　　109

ケアのポイント

　「悪心・嘔吐のときに漢方薬は飲めるのか？」という質問を受けることがあります．たしかに，漢方薬のにおいや味が症状を悪化させる可能性は否定できませんが，案外飲めてしまうことも多いものです．服薬方法も，エキス製剤を水で溶かして氷にして舐めたり，ヨーグルトやアイスクリームを使うなど，いろいろな工夫ができます．

2. 食欲不振

> 原　因　薬物療法，がんの進行，オピオイドなどの鎮痛薬，精神的な要因
>
> 発現の時期　薬物療法では，投与後数日〜数週間

● どのような症状？

　食欲不振（食欲低下）も，がん治療中にはしばしば経験する症状です．体重の減少，さらにはがん悪液質へとつながっていく印象があるからでしょうか，患者本人はもちろん，家族も「なんとか食べられるように」と願います．そのため，緩和ケアの一環として，食事内容や摂取方法の工夫について，管理栄養士や看護師が取り組むことの多い症状でもあります．

　がん患者の食欲不振には，薬剤やがんの存在そのものによるほか，うつ状態やストレスなどの精神的要因が関連していることもあります．食欲不振はまさに「心身一如」という漢方用語があてはまる症状の代表格といえるでしょう．また，患者が「食べる気が起こら

110　第3章　症例からみる症状別がんサポーティブケア

ない」と訴える場合には，「食べるとすぐ満腹になる」「みぞおちあたりがつかえる」「便秘がある」などの症状を伴うことも多いです．そこで，どのように対応をしていくかを判断するには，詳細な問診が必須です．

がん薬物療法時における食欲不振のメカニズムは，食欲増進ホルモンであるグレリンを中心に研究されてきました．グレリンは日本人研究者が発見したペプチドホルモンです[3]．抗悪性腫瘍薬によって血中グレリン濃度が低下し，食欲不振を生じることが解明されました．**表 3-3-4** に食欲不振の症状が出やすい薬剤を示します[4]．特に，シスプラチンによる食欲不振は，胃壁細胞からグレリンが分泌されるのを促すセロトニン経路をシスプラチンがブロックし，さらに視床下部を中心にしたグレリン受容体の遺伝子発現を抑制するために起こるということが解明されています．

● **漢方以外の治療法**

薬物療法による食欲不振は，上記のように血中グレリン濃度の低下が原因だということが解明されたため，グレリンと類似の作用を

表 3-3-4　**食欲不振が出やすい薬剤の例**

- メトトレキサート(メトトレキセート®)
- アムルビシン(カルセド®)
- シスプラチン(ランダ®, ブリプラチン® など)
- ドセタキセル(タキソテール® など)
- ノギテカン(ハイカムチン®)
- ビノレルビン(ナベルビン®, ロゼウス®)
- エトポシド(ラステッド®, ペプシド®)
- イリノテカン(トポテシン®, カンプト®)
- カルボプラチン(パラプラチン®)

持つ薬剤が最近開発されました．アナモレリンという薬剤ですが，食欲増進，がん悪液質の予防・軽減効果が報告されています[5]．しかし，まだ日本では一般的に使われるには至っておらず（2019年4月現在承認申請中です），現状では西洋医学では対応が難しい症状といえるでしょう．

● 漢方の治療法とエビデンス

漢方では，**六君子湯がシスプラチン投与後の胃壁細胞からのグレリン分泌低下を改善し**[6]，**視床下部などにおけるグレリン受容体の発現低下を回復させる**こと[7]が基礎研究で証明されています．また，クロスオーバーランダム化比較試験で**シスプラチン・S-1療法での食欲不振のグレードが，六君子湯投与期間に改善することが報告されています**[8]．

経口抗がん剤，特にフッ化ピリミジン系〔カペシタビン（ゼローダ®）など〕は，2週間投与1週間休薬というレジメンが多いですが，投与期間中の食欲不振が辛いと訴える患者がいます．休薬期間に若干は改善するものの，すぐ次のサイクルが始まってしまいます．こうした場合に，治療開始と同時に六君子湯を継続的に服用することで，少しでも食欲不振が軽減するように努めます．

疲労感や全身倦怠感を伴う食欲不振には，補中益気湯・人参養栄湯・十全大補湯などの補剤が用いられます．特に気力の衰えがみられるときには補中益気湯が有効です．漢方の併用は服薬の負担が増えたり，甘草などの生薬が重複する問題が生じるので，なるべく避けたいところですが，たとえば六君子湯（1日3回食前投与）に，補中益気湯（就寝前1回投与）を併用することは，試してよい方法です．

また，抑うつ状態などによる「のどのつかえ感（咽喉頭異常感）」には，**半夏厚朴湯が適応になりますが，抑うつによる食欲不振にも半**

112　**第3章**　症例からみる症状別がんサポーティブケア

夏厚朴湯が使われます．また**胃酸の逆流症状を伴う食欲不振の場合**には茯苓飲が用いられ，**上記のすべてを合併する場合には，**茯苓飲合半夏厚朴湯という処方があります．これは合方と呼ばれ，エキス製剤としては1つとカウントされます．その他，効能・効果や使用目標(証)に食欲不振が含まれているものには半夏瀉心湯や加味帰脾湯があり，臨床的には使える処方です．

なお，**便秘が強いと食欲が低下することがよくあります**．そのようなときには，**便通が改善されると食欲が出てきます**．これは漢方医学では，「南風を入れんと欲すれば，北窓を開けるべし(暖かい南の風を入れたければ，北の窓を開けるのがよい)」[9]といわれてきたことです．つまり，食欲を出したい，食事をおいしく摂りたいと思うならば，便通を良くすることが必要ということです(便秘については，p.122参照)．

Case　胃がん(70歳代女性)

■ 施行したがん治療と症状

　多発肝転移を伴う進行胃がんで，S-1単剤(80 mg/日，2週間投与・1週間休薬)の治療を受けていたが，食欲不振を訴えたため，ドンペリドンを追加投与された．しかし，食欲不振は軽快せず，がん治療サポート外来(腫瘍内科)に紹介された．

　胃もたれがして，何もほしくない，気持ちが沈んでいる，夜眠れない，などの症状を訴えた．身体診察では，表情が暗く，やせており，舌には歯痕を認め，薄い白苔を伴っていた．腹部では心窩部に振水音を聴取した．肝臓を右鎖骨中線上2横指に触知した．圧痛なし．下腿浮腫なし．

■ 処　方

　ツムラ六君子湯　7.5 g/日(食前・分3)×14日間

③　悪心・嘔吐，食欲不振　　113

■ 漢方投与後の経過

　2週間後の再診では，表情がやや明るくなった．気分が少し晴れ，食欲が出てきたように思うとのこと．その後，同処方を継続し，S-1内服も同量を継続することができた．

■ ケアのポイント

　漢方製剤の多くは食前・食間服用ですが，それを聞くと，服用後に必ず何かを食べる必要があると考え，食欲がないのに無理をして食事をする患者がいます．そのような理由で漢方を嫌ってしまうのはもったいないですね．そのようなときには「漢方薬を空腹時に服用するのは，腸内細菌で分解・吸収されるからなので，服用後に無理をして食べる必要はありません」と説明すると，納得して服用してくれます．

参考文献

1）Harada T, et al：Rikkunshito for preventing chemotherapy-induced nausea and vomiting in lung cancer patients：results from 2 prospective, randomized phase 2 trials. Front Pharmacol, 8：972, 2018.

2）Ohnishi S, et al：Additive effect of rikkunshito, an herbal medicine, on chemotherapy-induced nausea, vomiting, and anorexia in uterine cervical or corpus cancer patients treated with cisplatin and paclitaxel：results of a randomized phase II study（JORTC KMP-02）. J Gynecol Oncol, 28(5)：e44, 2017.

3）Kojima M, et al：Ghrelin is a growth-hormone-releasing acylated peptide from stomach. Nature, 402(6762)：656-660, 1999.

4）上田弘樹，他：抗がん剤の副作用と支持療法：臓器別副作用と対策　消化器系：食欲不振. 日本臨牀 73（増刊号2）：351-354，2015.

5）Garcia JM, et al：Anamorelin for patients with cancer cachexia：an integrated analysis of two phase 2, randomised, placebo-controlled, double-blind trials. Lancet Oncol, 16(1)：108-116, 2015.

6）Takeda H, et al：Rikkunshito, an herbal medicine, suppresses cisplatin-induced anorexia in rats via 5-HT2 receptor antagonism. Gastroenterology, 134(7)：2004-2013, 2008.

7）Yakabi K, et al：Rikkunshito and 5-HT2C receptor antagonist improve cisplatin-induced anorexia via hypothalamic ghrelin interaction. Regul Pept, 161(1-3)：97-105, 2010.

8）Ohno T, et al：Rikkunshito, a traditional Japanese medicine, suppresses cisplatin-induced anorexia in humans. Clin Exp Gastroenterol, 4：291-296, 2011.

9）秋葉哲生：広い応用をめざした漢方製剤の活用法—活用自在の処方解説. p.175, ライフサイエンス，2009.

4 便通異常, イレウス（腸閉塞）

> **代表的な処方**
>
> - 下痢の第一選択には ……………………… 半夏瀉心湯(p.68)
> - 便秘の第一選択には ……… 麻子仁丸(p.72)，潤腸湯(p.58)
> - 腸閉塞の予防・治療には ………………… 大建中湯(p.60)

　便通異常（下痢・便秘）や腸閉塞はがん患者が経験する頻度の高い症状です．特に，下痢は薬物療法の副作用，便秘はオピオイドの副作用，腸閉塞は消化器がんの術後に多くみられます．

　本項では下痢・便秘・腸閉塞に分けて対処法を解説していきます．

1. 下　痢

> **原　因** 薬物療法，手術による消化器切除，放射線療法
> **発現の時期** 薬物療法では，急性下痢は投与当日，遅発性下痢は投与後 24 時間〜約 5 日

● どのような症状？

腸からの水分吸収が妨げられたり，消化物の通る速度が速すぎて腸内での水分吸収のための時間が不足したり，腸管内での水分分泌量が増えたりすることで，便中の水分が増える症状です．しばしば水様性の下痢となったり，「しぶり腹」とよばれる腹痛を伴うこともある，つらい症状です．仕事や日常生活が著しく制限され，QOL は低下します．また，単に便が頻回に出るだけでなく，脱水や電解質異常によって，全身倦怠感や意識障害など多くの症状を伴うため，注意が必要です．

がん治療で起こる下痢は，薬物療法のほか，手術（消化器切除）や腹部・骨盤部への放射線照射によるものなどがあります．薬物療法の副作用としては，**投与後 24 時間以内に症状が出るものを急性下痢，投与後 24 時間〜約 5 日後に症状が出るものを遅発性下痢と分類されています**（表 3-4-1）．

下痢を引き起こす代表的な薬剤を**表 3-4-2** に示します．代表的な薬剤として，イリノテカン（トポテシン®，カンプト®）が挙げられます．イリノテカンを例に挙げると，急性下痢は，イリノテカンのコリン様作用によって腸管蠕動が亢進すること，遅発性下痢はイリノテカンの活性代謝物である SN-38 が腸管内で再活性化することで発症します（図 3-4-1）．

116　　**第 3 章**　症例からみる症状別がんサポーティブケア

表 3-4-1　薬物療法による下痢の分類

急性下痢	投与後 24 時間以内
遅発性下痢	投与後 24 時間〜約 5 日後

表 3-4-2　下痢が出やすい薬剤の例

- イリノテカン(トポテシン®, カンプト®)
- テガフール・ギメラシル・オテラシルカリウム(ティーエスワン®)
- カペシタビン(ゼローダ®)
- アファチニブ(ジオトリフ®)
- ゲフィチニブ(イレッサ®)
- セツキシマブ(アービタックス®)

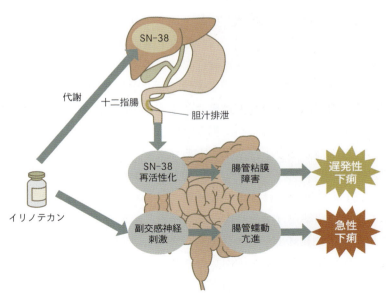

図 3-4-1　イリノテカンによる下痢のメカニズム

④　便通異常，イレウス(腸閉塞)

なお，イリノテカンは，*UGT1A1* 遺伝子変異を持つ患者で副作用が強く出ることがあります．UGT1A1 は SN-38 を不活化する酵素です．そのため，*UGT1A1* 遺伝子に変異〔ホモ接合(*6/*6 など)，ヘテロ接合(*6/野生型など)〕があると，イリノテカンの副作用が強く出たり，長引くことがあります．そのため，*UGT1A1* 遺伝子はイリノテカンの副作用予測マーカーとして用いられており，異常があれば，イリノテカンの投与量を減らすなどの対応をとります．

また，下痢はイリノテカン以外にも，チロシンキナーゼ阻害薬〔ゲフィチニブ(イレッサ®)，エルロチニブ(タルセバ®)，オシメルチニブ(タグリッソ®)など〕のような分子標的薬を投与した場合にもみられます．これは，細胞回転の速い腸管粘膜に薬剤が作用することによって起こると考えられています．

● 漢方以外の治療法

薬物療法に伴う下痢には，症状を抑える効果がある薬剤を投与することで対応します(表 3-4-3)．急性下痢には，抗コリン薬を用います．抗コリン薬は，副交感神経を亢進させるアセチルコリンの作用を抑え，腸管の蠕動亢進を抑制する薬で，予防投与も可能です．遅発性下痢には，腸蠕動抑制薬や整腸薬を投与します．腸蠕動抑制薬は，副交感神経を抑制し，腸の蠕動運動を抑制する成分です．腸管での水分の分泌を下げる働きもあります．

薬物療法以外の下痢では，腸管切除後の短腸症候群では吸収不良，放射線性腸炎では腸管粘膜上皮のびらん・炎症・出血などを伴うので，止痢薬だけでは対応できません．前者では，食事を小分けにしたり，消化の良いものを摂取したり，経腸栄養剤・ビタミン剤・消化酵素製剤などを併用したりします．後者では，中心静脈栄養のうえ，潰瘍性大腸炎の治療薬やステロイドを投与することもあります．

表 3-4-3　薬物療法に伴う下痢に用いられる主な薬剤

	分類	一般名	剤形	商品名
急性	抗コリン薬	ブチルスコポラミン	錠・注射	ブスコパン®
遅発性	腸蠕動抑制薬	ロペラミド ロートエキス	カプセル 散剤	ロペミン® ロートエキス
	整腸薬	ビフィズス菌 酪酸菌	微粒，錠 細粒，錠	ラックビー® ミヤBM®
両方	粘膜保護・ 抗炎症薬	タンニン酸アルブミン	散剤	タンナルビン

　また，下痢によって脱水を起こさないよう，十分な水分摂取を促します.

● 漢方の治療法とエビデンス

　このように，下痢に対する西洋医学の薬剤にはさまざまな種類がありますが，漢方製剤にもさまざまな処方があります.

　下痢によく用いられる処方は，代表的なものでは半夏瀉心湯（はんげしゃしんとう），五苓散（ごれいさん），柴苓湯（さいれいとう）などですが，効能・効果に下痢が記載されている処方としては，さらに猪苓湯（ちょれいとう），四君子湯（しくんしとう），清暑益気湯（せいしょえっきとう），啓脾湯（けいひとう）などがあります. また，真武湯（しんぶとう）などのように効能・効果に下痢はありませんが，胃腸虚弱・消化不良などの効能・効果があり，使用目標（証）には下痢があるため，実臨床で用いられているものもあります. これら以外にも芍薬甘草湯（しゃくやくかんぞうとう），桂枝加芍薬湯（けいしかしゃくやくとう），人参湯（にんじんとう），六君子湯（りっくんしとう），柴胡桂枝湯（さいこけいしとう）なども使われることがあります. これらを自由に使いこなすことができれば臨床的に幅が広がります.

　これらの処方のうち，特に英語論文で報告があるのは半夏瀉心湯です[1, 2]. Mori ら[2]のランダム化比較試験では，41 例の対象患者（非小細胞肺がんでシスプラチン・イリノテカン併用療法を受ける患者）

のうち39例が下痢を経験しましたが，半夏瀉心湯投与群18例はコントロール群(非投与群)23例に比して有意に下痢のグレードが軽く，グレード3以上の例数が少なかったという結果でした．

　その他の方剤の作用機序としては，芍薬を含む処方(芍薬甘草湯，桂枝加芍薬湯，柴胡桂枝湯など)は腸管の蠕動抑制，茯苓などの利水生薬含有処方(五苓散，柴苓湯，猪苓湯，真武湯)は水分バランスの是正，人参含有処方(四君子湯，六君子湯，清暑益気湯，啓脾湯)は胃腸の機能強化による症状改善です．しかし，なかには作用が重複している処方もありますので，併用は控えるべきでしょう．

Case　大腸がん(70歳代男性)

▎施行したがん治療と症状

　直腸切除術＋人工肛門造設術後に再発し，FOLFOXを投与したが，3サイクル目にオキサリプラチンに対するアレルギー症状が出現したため，FOLFIRI＋ベバシズマブ(アバスチン®)に変更した．しかし，12サイクル目で増悪と判断し，FOLFIRI＋アフリベルセプト(ザルトラップ®)へ変更した．FOLFIRI投与中に下痢が出現した．*UGT1A1*遺伝子多型は野生型(正常)．

▎処　方

ツムラ半夏瀉心湯　7.5 g/日(分3・食前)×14日間

▎漢方投与後の経過

　FOLFIRI投与中に半夏瀉心湯を併用したところ，下痢が軽快した．服用しやすいように半夏瀉心湯2.5 gを水100 mLに溶解し，製氷機で氷にして少しずつ口に含んで内服するようにした．これにより薬物療法が継続でき，画像(造影CT)および腫瘍マーカー上で抗腫瘍効果が認められた．

ケアのポイント

　上記のケースのように，下痢のときに半夏瀉心湯などの漢方製剤を氷にしたものを少しずつ舐めてもらうという服薬方法は，水分補給も同時にできるため，脱水防止にもなります．

　なお，もともと便秘傾向のある人にイリノテカンを含むレジメンを使う場合，半夏瀉心湯を予防投与すると便秘になることがあるので要注意です．

2. 便　秘

> **原　因**　がんの進行，薬物療法，支持療法薬（制吐薬，オピオイド）
>
> **発現の時期**　薬物療法では，投与後数週間以降．制吐薬による場合は投与当日〜数日

● どのような症状？

　3日以上排便がない，1回の排便量が少ない，残便感，硬い便で出にくい，などの症状があれば，便秘といえます．**便秘があると，消化液が腸管内に貯留していき，次第に上部消化管にまで影響し，悪心や食欲不振につながる場合もあります．**

　がん患者の便秘は，**腫瘍が増大して管が狭くなることで便がスムーズに通過できなくなったり，制吐薬による腸管蠕動低下や抗悪性腫瘍薬の神経毒性，オピオイドによる消化管運動抑制によって起こります．**制吐薬による便秘は投与当日〜数日，抗悪性腫瘍薬による便秘は，投与後数週間以降に発現します．

　便秘の症状が出やすい薬剤を**表3-4-4**に示します．

● 漢方以外の治療法

　まずは，十分な水分摂取をするよう指導します．そのうえで蠕動刺激薬や緩下薬の投与のほか，坐薬や浣腸を用いることもあります．腹部をマッサージして排便を促すこともあります．腫瘍による腸管の圧迫や狭窄・閉塞による便秘には，外科的手術やステント留置などが行われます．

表 3-4-4　便秘が出やすい薬剤の例

抗悪性腫瘍薬	ビンクリスチン(オンコビン®)
	パクリタキセル(タキソール®)
	ドセタキセル(タキソテール® など)
	シスプラチン(ランダ®，ブリプラチン® など)
	カルボプラチン(パラプラチン®)
制吐薬	パロノセトロン(アロキシ®)
	アプレピタント(イメンド®)
オピオイド	オキシコドン(オキシコンチン®，オキノーム® など)
	モルヒネ(オプソ®，MS コンチン® など)

● 漢方の治療法とエビデンス

　便秘に有効な成分としては大黄が代表的ですが，便秘に用いられる漢方処方は数多くあり，その作用も強いものから比較的穏やかなものまでさまざまです．大きく分類して，①大黄を含む作用の強いもの，②大黄を含むが作用の弱いもの，③大黄を含まないものがあります(表 3-4-5)．**がん患者の便秘は，さまざまな薬剤によって腸管蠕動が低下していることによることが多く，かつ進行・再発がんの場合は，全身状態が低下していることも多い**ので，上記の②または③を使うことが多いです．

　これらのうち，高齢のがん患者の第一選択薬は②に含まれる麻子仁丸です．最近の研究では，オピオイドによる便秘に対して麻子仁丸が腸分泌液増加を介して改善効果を示す機序が明らかになりました[3]．もし，高齢患者で麻子仁丸でも効果が不十分な場合は潤腸湯へ変更します．作用が穏やかで，処方名のごとく「腸を潤す」イメージがあり，コロコロとした兎糞状の便が出る場合などに用います．また，モルヒネによる便秘には大建中湯を用いることがあります．

④ 便通異常，イレウス(腸閉塞)　　123

表 3-4-5　便秘に用いられる漢方方剤

① 大黄を含む作用の強い処方

承気湯類	腹部膨満が著明で便秘する例には大承気湯. これよりやや弱いのが調胃承気湯. 女性では桃核承気湯を用いる
防風通聖散	がん患者にはあまり用いないが, 一般的には肥満した「太鼓腹タイプ」によい

② 大黄を含むが作用の弱い処方

大黄甘草湯	がん患者では実際に用いることが少ないが, 便秘で一般的に使われる処方
麻子仁丸	高齢のがん患者の第一選択薬
潤腸湯	高齢のがん患者によく用いられる. 麻子仁丸で効果不十分だった場合の選択肢
乙字湯	痔に用いる. 便秘を改善することによって痔の治療効果が高まる
桂枝加芍薬大黄湯	腹部膨満, 痙攣性の腹痛などを伴う場合に用いる

③ 大黄を含まない処方

桂枝加芍薬湯	芍薬による腸運動調節作用
芍薬甘草湯	こむら返りに頻用されるが, 便通の改善にも効果を認める
大建中湯	建中湯類も便通に効果を認める. 山椒で腸の蠕動運動を促進して, 便通を改善. 最近の研究でも大建中湯の便秘に対する有効性と安全性が確認され, さらに 15 g/日の方が 7.5 g/日よりも有効で, 用量依存的であることが示された[4]

| Case | **大腸がん**(70歳代女性) |

■ 施行したがん治療と症状

　下血で発症したＳ状結腸がんで，他医でＳ状結腸切除とリンパ節郭清の手術を受けた．Stage Ⅲa であったため，術後補助化学療法を受けたが，食欲不振などの副作用が強く出たため，途中で中止し，以後がんサポーティブケア外来(腫瘍内科)でフォローとなった．もともと便が硬く，便秘傾向にあったが，術後はそれが増悪した．

■ 処　方

　ツムラ麻子仁丸　7.5 g/日(分3・食前)× 14日間

■ 漢方投与後の経過

　2週間後の再診では，便が軟らかくなり，毎日楽に排便があって，快適になったとのこと．以後，継続して投与している．

■ ケアのポイント

　まずは，日頃の排便状況や服薬状況を詳しく問診することが大切です．また，下剤で腹痛を伴うこともあります．下剤は，市販薬を常用していたり，他医から処方されている場合もありますので，注意が必要です．便秘の症状のみにとらわれず，ほかに食欲不振や冷え症などがないかなど，全身に目を配ることで，その患者により適した処方が見つかることもあります．

④ 便通異常，イレウス(腸閉塞)

3. イレウス（腸閉塞）

> **原因** がんの進行，オピオイド，手術による癒着，高度の便秘
>
> **発現の時期** 術後，オピオイド投与時（投与後数日以降いつでも発現）

● どのような症状？

その名のとおり，腸管内腔が閉塞された状態です．「イレウス（ileus）」の語源は腸の疝痛を意味するギリシア語"eileŏs"です．**腹痛・悪心・嘔吐・腹部膨満などの症状で発症します**．症状の特徴は，激しい腹痛が出る時間帯と少し軽快する時間帯があり，これを繰り返すことです．このことが病院受診を遅らせる一因にもなります．

イレウスは大きく機械的イレウスと機能的イレウスに分類されます．さらに，機械的イレウスは単純性イレウスと複雑性（絞扼性）イレウスに，機能的イレウスは麻痺性イレウスと痙攣性イレウスに分類されます（**表 3-4-6**）．なかでも絞扼性イレウスでは腸間膜が巻き込まれて腸管が壊死を起こす危険性があり，緊急度が高い症状です．

がんそのものが原因の場合，**大腸がん（初発症状となることが多いです）では，腫瘍が増大し，内腔を狭窄・閉塞することで発症します**．また，**胃がんなどの腹膜播種によって，外から腸管が徐々に圧迫されていくことでも発症します**．その他，**術後合併症（癒着など）としても多く見られます**．薬剤が原因のものとしては，**オピオイドによる腸管麻痺からのイレウス**が挙げられます．なお，抗悪性腫瘍薬が直接の原因となることはありません（薬物療法による高度の便

表 3-4-6　イレウスの分類と原因

		原　因
機械的	単純性	腫瘍の増大による腸管の閉塞，術後の癒着
	絞扼性	術後の癒着・索状物，腸管の軸捻転
機能的	麻痺性	オピオイドによる腸管麻痺
	痙攣性	ヒステリー，鉛中毒，虫垂炎，胆石症，腸管損傷

秘からイレウスに至る場合はあります）.

● 漢方以外の治療法

　絞扼性イレウスの場合は腸管壊死の危険性があるため緊急手術になりますが，それ以外の場合は手術をなるべく控えて，手術による癒着性イレウスのリスク増加を防ぎます．まずは，点滴による補液を行いながら，絶飲・絶食で消化管上部からの流入を遮断します．これだけでも軽快する場合がありますが，消化管内の液体貯留が多い場合は，イレウス管を鼻から胃・十二指腸を経て，空腸上部にまで挿入して，貯留した消化液を体外に排出します．

● 漢方の治療法とエビデンス

　イレウスに対する漢方処方といえば，大建中湯（だいけんちゅうとう）が有名です．大建中湯は4種類の生薬（乾姜・人参・山椒・膠飴）で構成されており，腸管運動の促進・腸管血流増加・消化管ホルモン分泌促進などによって腸閉塞の抑制作用が実験的に証明されています[5]．また，ランダム化比較試験[6]によって臨床効果のエビデンスがあり，メタ解析[7]でもその有効性が検証されています．

　もし，大建中湯で効果が不十分ならば，桂枝加芍薬湯を併用して「中建中湯」としてもよいでしょう．特に経過が長く，イレウスやサ

④ 便通異常，イレウス（腸閉塞）　　127

ブイレウスを繰り返している例に効果が期待できます.

Case 胃がん(40歳代男性)

▌施行したがん治療と症状

　局所進行胃がんのため,胃部分切除.術後はイレウス・サブイレウスを繰り返していた.胃切除後のため1回に食べられる量が減っていたが,「食べるとイレウスを起こすのではないか」と思い,食事を十分に摂れないでいたところ,術後に体重が10kg減少した.イレウス解除後の腹部は軟弱で,腸管の蠕動音が減弱している.圧痛はない.

▌処　方

　ツムラ大建中湯　15.0 g/日(分3・食前)× 14日間

▌漢方投与後の経過

　大建中湯を服薬しはじめてからはイレウスを起こすことはなくなった.その後,5年間無再発で過ごしている.現在でも大建中湯は継続中である.

▌ケアのポイント

　大建中湯は病棟でイレウス管を通しても投与できます.なお,常用量が15.0 g/日とほかの処方の倍量なので,注意が必要です.

　腹部手術後やがん性腹膜炎の患者では,腹痛の鑑別診断にイレウスが常に入ります.少しでもその疑いがあるならば,大事をとって入院を勧めるべきでしょう.

128　第3章　症例からみる症状別がんサポーティブケア

参考文献

1) Sakai H, et al：Active Ingredients of Hange-shashin-to, Baicalelin and 6-Gingerol, Inhibit 5-Fluorouracil-Induced Upregulation of CXCL1 in the Colon to Attenuate Diarrhea Development. Biol Pharm Bull, 40(12)：2134-2139, 2017.

2) Mori K, et al：Preventive effect of Kampo medicine(Hangeshashin-to)against irinotecan-induced diarrhea in advanced non-small-cell lung cancer. Cancer Chemother Pharmacol, 51(5)：403-406, 2003.

3) Harada Y, et al：Mashiningan Improves Opioid-Induced Constipation in Rats by Activating Cystic Fibrosis Transmembrane Conductance Regulator Chloride Channel. J Pharmacol Exp Ther, 362(1)：78-84, 2017.

4) Hirose T, et al：Efficacy and Safety of Daikenchuto for Constipation and Dose-Dependent Differences in Clinical Effects. Int J Chronic Dis, 1296717, 2018.

5) Kono T, et al：Colonic vascular conductance increased by Daikenchuto via calcitonin gene-related peptide and receptor-activity modifying protein 1. J Surg Res, 150(1)：78-84, 2008.

6) Okada K, et al：Evaluation of the efficacy of daikenchuto(TJ-100)for the prevention of paralytic ileus after pancreaticoduodenectomy：A multicenter, double-blind, randomized, placebo-controlled trial. Surgery, 159(5)：1333-1341, 2016.

7) Ishizuka M, et al：Perioperative Administration of Traditional Japanese Herbal Medicine Daikenchuto Relieves Postoperative Ileus in Patients Undergoing Surgery for Gastrointestinal Cancer：A Systematic Review and Meta-analysis. Anticancer Res, 37(11)：5967-5974, 2017.

5 粘膜炎（口内炎）

代表的な処方

- 第一選択には ·· 半夏瀉心湯(p.68)
- 他に保険適用のある処方 ················· 黄連湯，茵蔯蒿湯

　粘膜炎（口内炎）は薬物療法や放射線療法を受けるがん患者にとって，経験する頻度の高い症状です．口腔粘膜は細胞分裂が速いので，抗悪性腫瘍薬が取り込まれやすいこと，白血球の減少によって口腔内感染が起きやすくなること，放射線による唾液腺障害のため自浄作用のある唾液の分泌が減少することなどが原因です．痛みなどで食事に支障が出ると，QOL の低下だけでなく，食事摂取量が減少するため，全身状態の悪化にも繋がります．

> **原　因**　薬物療法，放射線療法
> **発現の時期**　薬物療法では，治療開始後 1 週間ごろから発現し，5〜14 日間持続する．放射線療法では照射開始後 2〜3 週間ごろから発現し，6〜8 週間持続する

130　第 3 章　症例からみる症状別がんサポーティブケア

表 3-5-1　口腔粘膜炎の重症度

Grade 1	症状がない，または軽度の症状；治療を要さない
Grade 2	経口摂取に支障がない中等度の疼痛または潰瘍；食事の変更を要する
Grade 3	高度の疼痛；経口摂取に支障がある
Grade 4	生命を脅かす；緊急処置を要する
Grade 5	死亡

(有害事象共通用語規準 v5.0 日本語訳 JCOG 版より引用，改変
JCOG ホームページ http://www.jcog.jp/)

表 3-5-2　口内炎の原因と症状の発現時期

抗悪性腫瘍薬そのもの	投与開始後 1 週間ごろから発現し，5〜14 日間程度続く
放射線療法	照射開始後 2〜3 週間ごろから発現し，6〜8 週間程度続く
免疫抑制による二次感染	上記による症状の発現〜十分に粘膜修復がされるまで続く

● どのような症状？

　口腔内(頬・歯肉・舌など)あるいは口唇に「アフタ」とよばれる灰白色の円形の粘膜欠損ができて，疼痛を伴います．英語では"oral ulcer"とよばれ，潰瘍の一種という位置付けです．アフタが増悪すると出血したり，疼痛のため食事摂取に支障が出たりします．症状が重くなると，食事摂取が全くできなくなる場合もあります(表 3-5-1)．

　口内炎は，薬物療法や放射線療法(頭頸部がん，食道がんなどに対する照射)で頻発する症状です(表 3-5-2)．抗悪性腫瘍薬や放射線によって活性酸素が口腔粘膜の細胞内に発生することで，細胞の

⑤ 粘膜炎(口内炎)　131

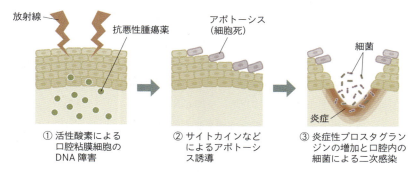

図 3-5-1　がん治療中の口内炎発生メカニズム

表 3-5-3　口内炎が出やすい薬剤の例

- エピルビシン(ファルモルビシン®)
- ドキソルビシン(アドリアシン® など)
- テガフール・ギメラシル・オテラシルカリウム(ティーエスワン® など)
- カペシタビン(ゼローダ®)
- トリフルリジン・チピラシル(ロンサーフ®)
- スニチニブ(スーテント®)
- エベロリムス(アフィニトール®)

　DNA が障害されたり，サイトカインなどによるアポトーシス(細胞死)誘導がされたり，炎症性プロスタグランジンが増加するために発生することがわかっています(図 3-5-1)．また，白血球減少に伴う易感染状態(p.97)で，口腔内の常在菌などによる感染が起こりやすくなることも，症状が悪化する原因のひとつです．

　口内炎を引き起こす代表的な抗悪性腫瘍薬を表 3-5-3 に示します．ただし，薬物療法による口内炎は，口腔粘膜の上皮細胞の分裂速度が速く，その分薬剤も細胞内に取り込まれやすくなることで出現するため，表 3-5-3 に挙げた以外の薬剤を使用したときにも発症

表 3-5-4　MASCC/ISOO ガイドラインで推奨・提言されている予防・治療法の例

	予防法	治療法
推奨	5-FU のボーラス投与 30 分前に口腔内の冷却（クライオセラピー）を行う	造血幹細胞移植を受けた患者に生じた口内炎の疼痛緩和を目的とした患者自身によるモルヒネの使用
提言	すべての年代，あらゆるがん治療を受ける患者に対して予防的口腔ケアを行う	薬物療法を受けた患者に生じた口内炎の疼痛管理を目的としたフェンタニル貼付薬の使用

（文献 1）をもとに作成）

します．

● 漢方以外の治療法

　口内炎の治療に関しては，国際がんサポーティブケア学会 / 国際口腔腫瘍学会（MASCC/ISOO）による「がん治療に伴う粘膜障害に対するエビデンスに基づいた臨床診療ガイドライン」があります[1]（表3-5-4）．このガイドラインでも言及されている口腔ケアは口内炎予防の基本です．2012 年の診療報酬改定で「周術期口腔機能管理料」が新設され，がん治療を受ける患者への歯科医の介入に対して，診療報酬の算定が可能となったので，歯科医に早めに診てもらうことも大切です．また，セルフケアとして，含嗽は口腔内の保湿・保清のために頻回な実施が推奨されています．含嗽薬には，浸透圧が粘膜に近く，痛みが少ない生理食塩水やアズレンスルホン酸（アズノール®）を用いることが多いですが，強い痛みがある場合にはリドカイン（キシロカイン®）を用いることもあります（表 3-5-5）．なお，ポビドンヨード（イソジン®）は組織修復過程を抑制する可能性があるため，用いません．

　治療に関して，日本ではがん薬物療法中の患者に対しても通常の

⑤　粘膜炎（口内炎）　133

表 3-5-5　口内炎に用いられる含嗽薬（金沢医科大学病院緩和ケアチーム）

薬剤名	目　的	用法用量
ネオステリン® グリーンうがい液	芽胞のない細菌や，真菌類の殺菌	使用方法 2 mL を水約 100 mL で薄め，1 日 3〜4 回含嗽
アズノール® うがい液 4％	抗炎症作用，創傷治癒促進	使用方法 1 回押切分，または 5〜7 滴を 100 mL の水またはぬるま湯に溶かし，1 日 3〜4 回含嗽
アロプリノール	粘膜保護，フリーラジカル阻害	作成方法 錠剤を粉砕し，懸濁液を作成 使用方法 1 回 20 mL を 1 日 3 回 1 分間含嗽 ※懸濁液は保存期間が短い（1 週間程度）ため注意
キシロカイン® ビスカス 2％	疼痛緩和	使用方法 1 回 5 mL を 1 日 3 回食前 5 分前に口に含み 2 分間含嗽
グリセリン・アズノール®	抗炎症作用，創傷治癒促進，粘膜保護	作成方法 グリセリン 60 mL，アズノール® うがい液 4％ 1 mL，蒸留水 440 mL 使用方法 1 回 20 mL を 1 日 5〜8 回含嗽
キシロカイン®・アズノール®	疼痛緩和，抗炎症	作成方法 キシロカイン® 液 4％ 10〜25 mL，アズノール® うがい液 4％ 1 mL，蒸留水 500 mL 使用方法 1 回 20 mL を 1 日 3〜4 回食前 5 分前に 2 分間含嗽

アフタ性口内炎の治療に準じてステロイド外用薬が処方されていますが（表 3-5-6），ステロイドは創傷治癒遅延作用があるため，MASCC/ISOO ガイドラインにおいては推奨・提言の記載はありません．また，白血球減少で免疫抑制状態になっている場合，カンジダ性口内炎などになる可能性もあるため，**ステロイドの使用には注意が必要です**．

表 3-5-6 口内炎に用いられるステロイド外用薬

デキサメタゾン	デキサルチン® 口腔用軟膏 1 mg/g
	アフタゾロン® 口腔用軟膏 0.1％
トリアムシノロンアセトニド	アフタッチ® 口腔用貼付剤 25 μg

● 漢方の治療法とエビデンス

　西洋医学では前述のような国際的なガイドラインはあるものの，決定的な予防法や治療法がないのが現状であり，漢方の役割は大きいと考えられます．**口内炎によく用いられる代表的な処方は半夏瀉心湯です**．その他，効能・効果に口内炎が記載されている処方としては，茵蔯蒿湯，黄連湯があります．また，黄連解毒湯のように効能・効果に口内炎はありませんが，鼻出血・湿疹・皮膚炎などの効能・効果があり，使用目標（証）に出血があるため，実臨床で用いられているものもあります．これら以外にも温清飲，六君子湯，補中益気湯なども使われることがあります．

　これらの処方のうち，特に英語論文で報告があるのは半夏瀉心湯です[2~4]．Matsuda ら[4]のランダム化比較試験では，90 例の対象患者（大腸がんで FOLFOX，FOLFIRI，XELOX 療法を受け，WHO グレード 1 以上の口内炎を発症した患者）のうち，半夏瀉心湯投与群 43 例はコントロール（非投与）群 47 例に比して，有意にグレード 2 以上の口内炎持続期間が短かったという結果でした．

　また，口内炎は患部が露出しているため，患部に直接薬剤を届けることができます．そこで，臨床では半夏瀉心湯を投与するとき，**表 3-5-7** のような工夫をしています．

⑤ 粘膜炎（口内炎）　　135

表 3-5-7　口内炎に対する半夏瀉心湯の使用方法の例

- 水かぬるま湯で溶かした液で含嗽をした後，そのまま嚥下する
- 散剤に水を加えてペースト状にし，綿棒で局所塗布する
  （塗布しやすくするためにハチミツを混ぜることもある）
- 口腔用ゲルに混ぜて局所塗布する
- 水に溶かしたものを氷にして舐める
  （家庭用冷蔵庫の冷凍室と製氷皿で作成）

Case　胃がん（60 歳代男性）

施行したがん治療と症状

　胃切除術後に再発した胃がんに対して，XELOX 療法を施行．投与 8 日後ごろより口内炎・下痢が出現した．口内炎は自然出血を伴うグレード 4 の状態で，食事もできなくなった．

処　方

　ツムラ半夏瀉心湯　7.5 g/日（分 3・食前）× 14 日間

漢方投与後の経過

　標準的な口腔ケアと並行しながら，半夏瀉心湯を内服したところ，口内炎・下痢が軽快した．XELOX は 1 サイクルのみとして，次のレジメンであるラムシルマブ・パクリタキセル（アルブミン懸濁型）療法に変更したが，同様に口内炎が発症したため，半夏瀉心湯の内服を再開した．口内炎が軽快し，次のサイクルでは 60％に減量したところ，口内炎は出現しなかった．抗腫瘍効果は得られている．

■ ケアのポイント

　「下痢」の項でも紹介した「氷漢方」(p.121)ですが，口内炎のケアにも適しています．ただし，潰瘍が活動性であったり，疼痛が強い場合には，氷が刺激になってつらい場合もあるので，要注意です．

参考文献

1) Lalla RV, et al：MASCC/ISOO clinical practice guidelines for the management of mucositis secondary to cancer therapy. Cancer, 120(10)：1453-1461, 2014.
2) Hitomi S, et al：The traditional Japanese medicine hangeshashinto alleviates oral ulcer-induced pain in a rat model. Arch Oral Biol, 66：30-37, 2016.
3) Kamide D, et al：Hangeshashinto(TJ-14)prevents radiation-induced mucositis by suppressing cyclooxygenase-2 expression and chemotaxis of inflammatory cells. Clin Transl Oncol, 19(11)：1329-1336, 2017.
4) Matsuda C, et al：Double-blind, placebo-controlled, randomized phase II study of TJ-14 (Hangeshashinto)for infusional fluorinated-pyrimidine-based colorectal cancer chemotherapy-induced oral mucositis. Cancer Chemother Pharmacol, 76(1)：97-103, 2015.

コラム　味覚障害に対する漢方

　薬物療法の副作用として味覚障害が起こることがあります．味覚障害には現代医学ですと，亜鉛製剤などを使うことが多いでしょう．漢方では，決まった処方はありませんが，補中益気湯(p.83, 表 3-1-2)の 8 つの使用目標のなかに「食失味」という項目があり，味覚障害が示唆されますので，補中益気湯を使ってもよいと考えます．その他，悪心などを伴っていれば半夏瀉心湯，口が苦いならば小柴胡湯，口腔内の乾燥が強ければ麦門冬湯などを考慮します．

⑤ 粘膜炎(口内炎)　　137

6 末梢神経障害，帯状疱疹後神経痛，こむら返り

代表的な処方

- 末梢神経障害には ……………………… 牛車腎気丸(p.50)
- 帯状疱疹後神経痛には ……………… 桂枝加朮附湯(p.48)
- こむら返りには ………………………… 芍薬甘草湯(p.54)

　本項では，神経や筋肉の痛み・しびれなどに関する症状をまとめました．いずれもつらい症状ですが，西洋医学ではうまく対応しきれません．しかし，漢方を用いることで症状を軽減できることがあります．

　末梢神経障害は，がん薬物療法の副作用のなかでも特に対応が困難な症状の1つです．西洋医学ではいくつかの薬剤(神経障害性疼痛治療薬)が保険承認されていますが，十分な効果が得られないことも多く，眠気などの副作用もしばしばみられます．帯状疱疹後神経痛は薬物療法に伴う免疫能低下によって発症することが多く，抗ウイルス療法が終わった後に神経痛だけが残る場合は治療に難渋します．また，こむら返りは腓腹筋の有痛性痙攣で，就寝中や明け方に多い症状です．実は，これに苦しむがん患者は多いのですが，NSAIDsやマッサージなどの効果も限定的です．

1. 末梢神経障害

> 原 因　薬物療法
>
> 発現の時期　薬物療法の開始当日から発現し，5〜14日間持続する．その後は軽快する場合もあるが，長期間（時には数年間）持続する場合もある

● どのような症状？

　末梢神経が障害されることで，**手足の先にしびれや痛み，寒冷過敏などが起こります**．悪化すると箸が持てなくなったり，服のボタンを留められなくなります（機能障害）（**表 3-6-1**）．オキサリプラチン（エルプラット®）による末梢神経障害では，寒冷過敏になり，冷

表 3-6-1　末梢神経障害の重症度

	末梢性運動ニューロパチー	末梢性感覚ニューロパチー
Grade 1	症状がない；臨床所見または検査所見のみ	症状がない
Grade 2	中等度の症状；身の回り以外の日常生活動作の制限	中等度の症状；身の回り以外の日常生活動作の制限
Grade 3	高度の症状；身の回りの日常生活動作の制限	高度の症状；身の回りの日常生活動作の制限
Grade 4	生命を脅かす；緊急処置を要する	生命を脅かす；緊急処置を要する
Grade 5	死亡	―

（有害事象共通用語規準 v5.0 日本語訳 JCOG 版より引用，改変
JCOG ホームページ http://www.jcog.jp/）

たいものに触れると激痛が走ります．また，オキサリプラチンの末梢神経障害には急性(数日間で軽快し，3週間以内に消失するタイプ)と慢性・蓄積性(3週間以上持続するタイプ)に分けられます．

末梢神経障害を引き起こしやすい代表的な薬剤を表3-6-2に示します．なお，薬剤によって，障害が起こるメカニズムも少し異なります(図3-6-1)．神経細胞の構造は球根から茎が伸びるように，神経細胞体から軸索が細長く伸びているのですが，このうち，オキサリプラチンをはじめとするプラチナ系の薬剤は神経細胞体そのもの

表 3-6-2　末梢神経障害が出やすい薬剤の例

- ドセタキセル(タキソテール®)
- パクリタキセル(タキソール®)
- アルブミン懸濁型パクリタキセル(アブラキサン®)
- オキサリプラチン(エルプラット®)
- シスプラチン(ランダ®，ブリプラチン®)
- ビンクリスチン(オンコビン®)
- ビンブラスチン(エクザール®)

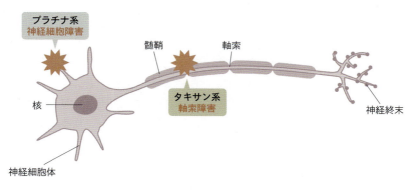

図 3-6-1　末梢神経障害のメカニズム

を障害し，パクリタキセルをはじめとするタキサン系の薬剤は，軸索を障害することがわかっています．

● 漢方以外の治療法

まず一般的な方法は，原因となる薬剤を減量・中止することです．さらに，症状緩和効果が報告されている薬剤を使いますが，実際には治療効果に乏しく，保険適用がないものも多いのが現状です．そのなかで薬物療法に伴う末梢神経障害に対して，**最も一般的な治療薬はプレガバリン（リリカ®）などの神経障害性疼痛に用いる薬剤です**．末梢神経から中枢神経へ痛みを伝える経路のカルシウムチャネルを阻害します．しかし，**めまいや眠気などの副作用があるので，投与量に注意が必要です**．一般的な神経痛の場合，ガバペンチン（ガバペン®）などの抗痙攣薬を使うことがありますが，肝機能障害をきたすおそれがあるため，がん治療に伴う末梢神経障害にこれらを積極的に使う例は少ないです（保険適用もありません）．抗うつ薬の一種であるデュロキセチン（サインバルタ®）も，糖尿病性末梢神経障害や慢性腰痛症などには用いられるものの，抗痙攣薬と同様に薬物療法による末梢神経障害には保険適用がありません．また，疼痛が強いときには，オピオイドや NSAIDs といった鎮痛薬も使われることはありますが，頻度は少ないです．

その他，ビタミン剤が処方されることがあります．ビタミン E は，シスプラチンによる末梢神経障害に有効であったとの報告[1]がありましたが，その後否定的なメタ解析が出ています[2]．ビタミン B_{12} は，一般的な末梢神経障害に使われることがあるものの，がん治療に伴う末梢神経障害に対する有効性にはエビデンスがありません．

● 漢方の治療法とエビデンス

このように西洋医学では，抗悪性腫瘍薬による末梢神経障害には決定的な予防法や治療法がないため，薬剤の減量・休薬で対応することが多いです．しかし，そのため治療効果が不十分となり，生命予後にまで影響を及ぼすことがあります．そこで，漢方の役割は大きいと考えられます．

末梢神経障害に対する代表的な処方は牛車腎気丸です．効能・効果に「しびれ」があります（痛みを伴えば，下肢痛でも保険病名となります）．また，八味地黄丸のように効能・効果にしびれはありませんが，坐骨神経痛，腰痛などの効能・効果があり，使用目標（証）にしびれがあるため，実臨床で用いられているものもあります．もともと八味地黄丸に牛膝・車前子を追加した処方が牛車腎気丸です．

牛車腎気丸には複数の英語論文での報告があります．カルボプラチン・パクリタキセル療法を受ける卵巣がんと子宮内膜がんの患者をビタミン B_{12} 群（14 例）とビタミン B_{12} ＋牛車腎気丸群（15 例）の 2 群にランダムに割り付けした試験[3]，ドセタキセルで治療された 60 例の乳がん患者を牛車腎気丸群（33 例）とビタミン B_{12} 群（27 例）にランダムに割り付けした試験[4]で，末梢神経障害の程度を比較したところ，いずれも牛車腎気丸群で有意に末梢神経障害が少なかったという結果でした．しかし，オキサリプラチンによる末梢神経障害に関するいくつかのランダム化比較試験では，大腸がんで FOLFOX または XELOX 療法を受けた患者のうち，牛車腎気丸投与群は，コントロール群（プラセボ投与群）に比べて，当初はグレード 2 以上の末梢神経障害が有意に軽度であったという結果でしたが[5]，症例数を増やしていくと，次第に否定的な結果となりました[6]（メタ解析でも同様に否定的な結果でした[7,8]）．

その他，人参養栄湯の有効性も示唆されています．

これらのことから，末梢神経障害に対しては，**タキサン系を投与**

142　　第 3 章　症例からみる症状別がんサポーティブケア

した場合とプラチナ系を投与した場合では，異なる方剤を選択すべきなのかもしれません．

Case　原発不明がん（50歳代男性）

■ 施行したがん治療と症状

　皮膚転移巣で受診した．カルボプラチン・パクリタキセル療法を開始したが，3サイクル目ごろより手足の先のしびれを自覚するようになった．

■ 処　方

　ツムラ牛車腎気丸　7.5 g/日（分3・食前）× 14日間

■ 漢方投与後の経過

　そのままの量で薬物療法を継続しながら牛車腎気丸を内服したところ，しびれがやや軽快した．しびれはあるものの日常生活を送るには問題がなかったため，同治療を継続したところ，抗腫瘍効果が認められ，完全奏効と判定された．

ケアのポイント

　タキサン系の薬剤による末梢神経障害は牛車腎気丸で対応できますが，プラチナ系の薬剤によるものには無効なことが多いです．また，しびれ以外の全身症状を丹念に見い出すことが方剤選択のポイントです．たとえば冷えが強い場合は，附子を含む方剤を考えたり，全身倦怠感を伴う場合は人参養栄湯などの補剤を試してもよいでしょう．

⑥　末梢神経障害，帯状疱疹後神経痛，こむら返り　　143

2. 帯状疱疹後神経痛

> 原因　薬物療法による免疫抑制（白血球減少），疲労，睡眠不足，ストレスなど
> 発現の時期　帯状疱疹発症後 90 日以降

● どのような症状？

　帯状疱疹は，幼少期などに水痘に罹患した後，神経節に潜伏感染していた水痘・帯状疱疹ウイルスが，疲労・睡眠不足・ストレス・免疫抑制などの条件下で再活性化し，皮疹（発赤・水疱・痂皮・色素沈着など）や神経痛をきたす疾患です（図 3-6-2）．神経痛は，神経支配領域に沿って増殖したウイルスが神経を傷害することで生じ，

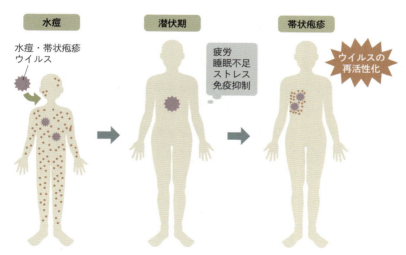

図 3-6-2　水痘・帯状疱疹ウイルスの感染と帯状疱疹

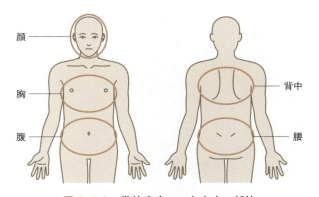

図 3-6-3　帯状疱疹のできやすい部位
神経支配領域に一致して帯状に皮疹と疼痛が発現する．

　痛みの程度はごく軽度のものから夜眠れないほどのものまでさまざまです（図3-6-3）．痛みの性状は，「チクチク」「ピリピリ」と表現されることが多いですが，時には「電気が走る」「針で刺す」「焼ける」ような痛みとなることもあります．発症直後は，皮疹を認めなくとも痛みが生じることもあり，数日後に皮疹が現れてから帯状疱疹だと判明する場合もあります．<u>発症から90日以上が経過し，皮疹が治癒しても神経痛が持続することがあり，これが帯状疱疹後神経痛です</u>．
　がん治療中には，薬物療法による免疫抑制（白血球減少）がきっかけとなり，水痘・帯状疱疹ウイルスが再活性化して帯状疱疹を発症することがあります．

● 漢方以外の治療法

　帯状疱疹の発症直後は，休息を取って，免疫能を改善させるように努めます．さらに抗ウイルス薬や症状緩和のために鎮痛薬などを使います（表3-6-3）．帯状疱疹後神経痛では，痛みを取ろうとして

表 3-6-3　帯状疱疹および帯状疱疹後神経痛に用いられる薬剤

抗ウイルス薬	アシクロビル(ゾビラックス®)，バラシクロビル(バルトレックス®)，アメナメビル(アメナリーフ®)
NSAIDs	ロキソプロフェン(ロキソニン®)，ジクロフェナク(ボルタレン®)
ビタミン剤	メコバラミン(メチコバール®)
神経障害性疼痛改善薬	プレガバリン(リリカ®)
麻薬系鎮痛薬	トラマドール塩酸塩・アセトアミノフェン配合剤(トラムセット®)

強い鎮痛薬を使うと副作用(眠気や倦怠感)に苦しむ場合があるので，注意が必要です．

● 漢方の治療法とエビデンス

　帯状疱疹後神経痛に対する代表的な処方は桂枝加朮附湯です．効能・効果に「神経痛」があります．その他に「神経痛」が効能・効果に含まれる処方としては，疎経活血湯，五積散，麻杏薏甘湯などがあります．また，補中益気湯，抑肝散，柴苓湯のように効能・効果に神経痛はありませんが，全身倦怠感・不眠・浮腫などを伴う患者に対し，これらの効能・効果があるため，実臨床で用いられているものもあります．

　桂枝加朮附湯には英語論文での報告[9]があります．60 歳以上の帯状疱疹後神経痛患者 15 例を対象に，桂枝加朮附湯に附子末を追加していく症例集積研究です．うち 3 例はホットフラッシュと胃部不快感のため服用を継続できず，12 例が解析可能でしたが，症状改善率は 76.5 ± 27.7 %(平均値±標準偏差)，追加した附子末は 1.0〜5.0 g/日，重篤な副作用なし，という結果でした．

| Case | 原発不明がん（60 歳代女性） |

施行したがん治療と症状

　腹部膨満感で受診した原発不明がん（腺がん）患者に対して，カルボプラチン・パクリタキセル療法を開始し，順調に抗腫瘍効果を得ていたが，4 サイクル目ごろより，過去に帯状疱疹に罹患した部位である右側胸部の疼痛を自覚するようになった．皮膚には異常を認めなかった．

処　方

　ツムラ桂枝加朮附湯　7.5 g/日（分 3・食前）× 14 日間

漢方投与後の経過

　そのままの量で薬物療法を継続しながら桂枝加朮附湯を内服したところ，2 週間目で疼痛がやや軽快した．さらに同処方を継続投与し，4 週間目には疼痛はほとんど自覚しなくなったため，薬物療法を継続したところ，完全奏効と判定され，退院となった．

ケアのポイント

　帯状疱疹後神経痛はあくまで自覚症状であり，なかなか評価が難しいので，visual analogue scale（VAS）などを使いながら，治療前後の比較をするとよいでしょう．また漢方処方もいくつかの候補があるので，2 週間ずつ評価し，もし 4 週間以上全く変化がなければ処方の変更を考慮します．

3. こむら返り

> 原因 過剰な筋肉への負担，基礎疾患(糖尿病，肝硬変，血液透析中の慢性腎不全，アルコール依存症，脊柱管狭窄症など)，薬剤(利尿薬，抗悪性腫瘍薬など)
> 発現の時期 多くは夜間や明け方に発症

● どのような症状？

いわゆる「足が攣る」症状です．「こむら(腓)」とは「ふくらはぎ(腓腹筋)」のことで，その有痛性痙攣を「こむら返り」といいます(図3-6-4)．突然，ふくらはぎが痙攣すると同時に強い痛みが伴います．皆さんのなかにも，夜間や明け方に，こむら返りで目覚めたことがある人も多いのではないでしょうか．

原因としては，過剰な筋肉への負担や基礎疾患(糖尿病，肝硬変，血液透析中の慢性腎不全，アルコール依存症，脊柱管狭窄症など)のほか，薬剤も挙げられます．利尿薬や認知症治療に用いられるコリンエステラーゼ阻害薬[ドネペジル(アリセプト®)]のほか，抗悪性腫瘍薬としては，シスプラチンやビンクリスチンなどの薬剤が原因となります．

● 漢方以外の治療法

原因にかかわらず，一般的な対応は，腓腹筋を伸ばすことです(図3-6-5)．そして，温めてマッサージをすると楽になります．消炎鎮痛薬や筋弛緩薬などを用いることはまずありません．

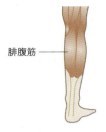
図 3-6-4　こむら返りを起こす筋肉

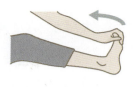
図 3-6-5　こむら返りの対処法

● 漢方治療とエビデンス

　こむら返りには芍薬甘草湯がベストの処方です．効能・効果に「急激におこる筋肉のけいれんを伴う疼痛，筋肉・関節痛」が挙げられており，だいたいの症状は芍薬甘草湯で対応可能です．漢方では珍しく即効性もあり，5分間程度で効果が出ることもあります．

　ただし，甘草が大量に含まれるので，他に甘草を含む方剤を毎日服用している患者には頓服とします．筆者は牛車腎気丸を1日3回食前に，芍薬甘草湯を就寝前1回服用するという処方を愛用しています．

　臨床試験では，肝硬変患者のうち，観察期間に週2回以上（2週間で4回以上）のこむら返りを起こした患者126名（芍薬甘草湯群65名，プラセボ群61名）を対象にしたプラセボ対象の二重盲検ランダム化比較試験があり[10]，芍薬甘草湯の服用群ではプラセボ群に比べて筋痙攣回数改善度が有意に優れていました．ただし，がん患者を対象にした芍薬甘草湯のランダム化比較試験は報告されていません．なお，牛車腎気丸についても，肝硬変患者のこむら返りに牛車腎気丸を用いた症例集積研究を筆者らは報告しています[11]．

Case 大腸がん（70歳代女性）

施行したがん治療と症状

　Stage Ⅲ b の S 状結腸がんに対して S 状結腸切除術後に補助化学療法として XELOX 療法を規定通り 8 サイクル施行し，以後外来で経過観察していた．4 週間前から仕事に復帰して，立ち仕事が多くなり，疲労感を自覚するようになった．また 2 週間前から夜間にこむら返りが生じ，そのために目覚めることもあった．

処　方

　ツムラ芍薬甘草湯　2.5 g/日（就寝前）× 14 日間

漢方投与後の経過

　芍薬甘草湯を 1 日 1 回就寝前のみ服用したところ，3 日目以降こむら返りは全く起こらなくなった．2 週間目以降は就寝前に特に疲れたと感じる日のみの服用としたが，こむら返りは全く発症しなかった．

ケアのポイント

　こむら返りがあってもそのことを医療者に伝えない患者もいるので，時には医療者から「痛いところはないですか，こむら返りなどはないですか」と声がけしてもよいでしょう．こむら返りの起こる時間帯を確認し，その前を目安に（夜間なら就寝前に）芍薬甘草湯を服用するように伝えます．また，予防のために，保温・マッサージなどを心がけるように生活指導をします．

参考文献

1) Argyriou AA, et al：A randomized controlled trial evaluating the efficacy and safety of vitamin E supplementation for protection against cisplatin-induced peripheral neuropathy：final results. Support Care Cancer, 14(11)：1134-1140, 2006.

2) Huaping H, et al：E does not decrease the incidence of chemotherapy-induced peripheral neuropathy：a meta-analysis. Contemp Oncol, 20(3)：237-241, 2016.

3) Kaku H, et al：Objective evaluation of the alleviating effects of Goshajinkigan on peripheral neuropathy induced by paclitaxel/carboplatin therapy：A multicenter collaborative study. Exp Ther Med, 3(1)：60-65, 2012.

4) Abe H, et al：The Kampo medicine Goshajinkigan prevents neuropathy in breast cancer patients treated with docetaxel. Asian Pac J Cancer Prev, 14(11)：6351-6356, 2013.

5) Kono T, et al：Goshajinkigan oxaliplatin neurotoxicity evaluation(GONE)：a phase 2, multicenter, randomized, double-blind, placebo-controlled trial of goshajinkigan to prevent oxaliplatin-induced neuropathy. Cancer Chemother Pharmacol, 72(6)：1283-1290, 2013.

6) Oki E, et al：Preventive effect of Goshajinkigan on peripheral neurotoxicity of FOLFOX therapy(GENIUS trial)：a placebo-controlled, double-blind, randomized phase III study. Int J Clin Oncol, 20(4)：767-775, 2015.

7) Kuriyama A, et al：Goshajinkigan for prevention of chemotherapy-induced peripheral neuropathy：a systematic review and meta-analysis. Support Care Cancer, 26(4)：1051-1059, 2018.

8) Hoshino N, et al：Goshajinkigan for reducing chemotherapy-induced peripheral neuropathy：protocol for a systematic review and meta-analysis. Int J Colorectal Dis. 32 (5)：737-740, 2017.

9) Nakanishi M, et al：Efficacy of traditional Japanese herbal medicines-Keishikajutsubuto (TJ-18)and Bushi-matsu(TJ-3022)-against postherpetic neuralgia aggravated by self-reported cold stimulation：a case series. J Altern Complement Med, 18(7)：686-692, 2012.

10) 熊田卓，他：肝硬変の「こむら返り」に対する芍薬甘草湯の効果．日本東洋醫學雑誌，54 (3)：536-538，2003.

11) Motoo Y, et al. Effect of niuche-shen-qi-wan on painful muscle cramps in patients with liver cirrhosis：a preliminary report. Am J Chin Med, 25(1)：97-102, 1997.

7 皮膚・爪障害

代表的な処方

- 皮膚障害には
  ………………十全大補湯(p.56)，十味敗毒湯，温清飲，消風散
- ざ瘡様皮疹には ……………………荊芥連翹湯，清上防風湯
- 手足の荒れには ………………………………桂枝茯苓丸加薏苡仁

　皮膚・爪障害は，薬物療法中に高い頻度で認められる症状です．ただちに生命にかかわるものではありませんが，仕事や日常生活において大きな支障となり，QOL が低下します．症状の出方も，原因となる薬剤によって手足症候群やざ瘡様皮疹，色素沈着(異常)，皮膚乾燥，爪囲炎，爪の変化・変色などさまざまです．また，ここでは詳しく言及しませんが，放射線療法による放射線皮膚炎もあります．

原　因　薬物療法，放射線療法
発現の時期　症状によって異なる(表 3-7-1 参照)

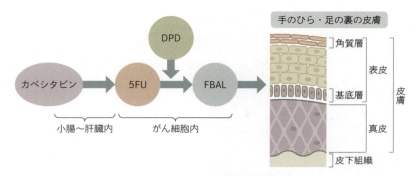

図 3-7-1　カペシタビンによる手足症候群のメカニズム
DPD：ジヒドロピリミジンデヒドロゲナーゼ，FBAL：α-フルオロ-β-アラニン

● どのような症状？

　手足症候群は，カペシタビン（ゼローダ®）をはじめとするフッ化ピリミジン系の薬剤やマルチキナーゼ阻害薬を使用したときに頻発します．手掌や足底の圧力がかかる部位に発赤・水疱・びらんが生じ，疼痛を伴うため，重症化すると物がつかめなかったり，歩けなくなることもあります．発生機序は明らかにはされていませんが，抗悪性腫瘍薬による皮膚基底細胞の増殖能阻害やエクリン汗腺からの薬剤の分泌の関与などが示唆されています（図 3-7-1）．

　ざ瘡様皮疹は，特に抗EGFR抗体薬の投与後に頻発します．前胸部や上背部に認められることが多く，かゆみや痛みはそれほど感じませんが，投与開始4週間目ごろまでにはかなり広範囲に広がるため，「事前には聞いていたけれど，こんなに広くできるのですね」と驚かれることもあります．

　色素沈着は，カペシタビンやテガフール・ギメラシル・オテラシルカリウム（ティーエスワン®）などで多く見られ，手掌・指先・爪の周囲などが黒ずんできます．手足症候群を伴うこともありますが，色素沈着だけのこともあります．

　その他に，抗EGFR抗体薬やマルチキナーゼ阻害薬を使用した

⑦ 皮膚・爪障害

表 3-7-1　皮膚障害の発現時期と原因となる薬剤の例

	発現時期	薬剤
手足症候群	投与開始 2〜3週ごろ	カペシタビン(ゼローダ®) テガフール・ギメラシル・オテラシルカリウム 　(ティーエスワン®) スニチニブ(スーテント®) レゴラフェニブ(スチバーガ®) レンバチニブ(レンビマ®)など
ざ瘡様皮疹	投与開始 1〜2週ごろ	セツキシマブ(アービタックス®) ゲフィチニブ(イレッサ®) ラパチニブ(タイケルブ®) スニチニブ(スーテント®) ソラフェニブ(ネクサバール®)など
色素沈着	投与開始 3〜4週ごろ	カペシタビン(ゼローダ®) テガフール・ギメラシル・オテラシルカリウム 　(ティーエスワン®)など
皮膚乾燥	投与開始 2〜3週ごろ	セツキシマブ(アービタックス®) パニツムマブ(ベクティビックス®) エルロチニブ(タルセバ®)など
爪囲炎	投与開始 2〜3週ごろ	セツキシマブ(アービタックス®) ゲフィチニブ(イレッサ®) ラパチニブ(タイケルブ®)など
爪の変化・ 変色	投与開始 3〜4週ごろ	ドセタキセル(タキソテール®) パクリタキセル(タキソール®)など

ときなどには皮膚が乾燥してカサカサになり，ひび割れや出血など
が生じやすくなることもあります．

　爪の症状には，EGFR阻害薬を使用したときには爪囲炎が，タキ
サン系の薬剤などを使用したときには爪の変形・変色(黒ずみ)など
が起こります．

　上記の症状に関して，発現の時期と原因となる薬剤を表 3-7-1 に
まとめました．

● 漢方以外の治療法

　皮膚科医に診てもらいながら，がん治療医が治療薬などを処方する場合が多いです．しかし，**症状が重くなれば，薬剤の減量・休薬を要するため，まずは予防が重要です**．予防は，保湿薬を主としたスキンケアが中心となります．

　手足症候群は，予防として，圧力がかかるような物理的刺激を避けること，治療開始前から手掌や足底に尿素やサリチル酸を含む軟膏・クリームで保湿をすることを指導します（朝・就寝前など2〜3回/日，特に乾燥している部位には念入りに）．治療としては，ステロイド外用薬を用います．なお，ビタミンB_6製剤（ピリドキシン）が臨床で用いられることがありますが，カペシタビンによる手足症候群に対する有効性は否定されました[1]．ざ瘡様皮疹には，予防として抗菌薬〔ミノサイクリン（ミノマイシン®）など〕の内服を行うことがあります．治療としては，ステロイド外用薬と抗菌薬の内服・外用を行います．皮膚乾燥に対しては，予防の段階から継続的に保湿を行います．色素沈着に対しては，残念ながら現在のところ，予防・治療法はありません．爪の症状のうち爪囲炎に対しては，治療としてステロイド外用薬のほか，テーピングで対応します．重症例では肉芽を外科的に処置することもあります．爪の変化・変色については予防・治療法はなく，マニキュアなどで保護するほかありません．

● 漢方の治療法とエビデンス

　現代医学では，皮膚障害には外用薬を用いることが多いですが，漢方は内服して体内からの対応を図ります．**皮膚障害によく用いられる処方は十全大補湯やその構成処方である四物湯です**．皮膚障害全般に用いることができますが，四物湯の効能・効果に「皮膚が枯燥し，色つやの悪い」，症状として「しもやけ，しみ」があり，十全大

補湯の使用目標（証）には皮膚枯燥が含まれるため，特に皮膚乾燥に用いることが多いです．そのほかに皮膚病が効能・効果に含まれる処方としては消風散，皮膚炎としては温清飲，黄連解毒湯，升麻葛根湯，皮膚の化膿症には排膿散及湯，急性湿疹には十味敗毒湯，慢性湿疹には当帰飲子，湿疹には上記以外では越婢加朮湯，治頭瘡一方，柴胡清肝湯，温経湯などがあります．**ざ瘡様皮疹には荊芥連翹湯，清上防風湯，手足の荒れには桂枝茯苓丸加薏苡仁などが使えます．**

　ただし，がん薬物療法による皮膚や爪の病変に対する漢方治療の有効性に関するランダム化比較試験は報告されていませんし，英語論文による症例報告もほとんどありません．

Case　大腸がん（50歳代男性）

■ 施行したがん治療と症状

　進行大腸がん患者に対して，術後補助化学療法としてXELOX療法（カペシタビン＋オキサリプラチン）を開始したが，3サイクル目ごろより手足症候群とみられる手掌や足底の発赤・水疱を認めるようになった．

■ 処　方

　ツムラ桂枝茯苓丸加薏苡仁　7.5 g/日（分3・食前）× 14日間

■ 漢方投与後の経過

　一段階減量して継続しながら桂枝茯苓丸加薏苡仁を内服したところ，手足症候群がやや軽快した．完全には症状がなくならないものの，日常生活に支障をきたすことはなく，規定の8サイクルを完遂できた．

ケアのポイント

　減薬・休薬をできるかぎり避けるため，皮膚・爪病変をきたしやすいレジメンを実施する際には，本格的な皮膚病変が成立しないうちから漢方治療を開始することもポイントです．

参考文献

1）Toyama T, et al：A randomized phase II study evaluating pyridoxine for the prevention of hand-foot syndrome associated with capecitabine therapy for advanced or metastatic breast cancer. Breast Cancer, 25(6)：729-735, 2018.

8 浮　腫

代表的な処方

- 浮腫には ································· **五苓散**(p.52)，**柴苓湯**

　がん患者にみられる浮腫は，下腿浮腫などの局所性の浮腫から全身浮腫までさまざまです．乳がんや婦人科がんの術後に，リンパ節郭清によってリンパ管が切断されるために起こるリンパ浮腫は難治性です．通常の浮腫の多くは食欲不振などによって経口摂取が減少し，血中タンパク濃度(特にアルブミン濃度)が低下して，血中濃度を保とうとして細胞外に水分が移行するために起こります．また，がん性腹膜炎や非がん性の腹水を伴うことも多いです．

> **原　因**　がん自体あるいは治療の副作用による経口摂取の減少，薬物療法(特にドセタキセル，シスプラチン)
> **発現の時期**　原因によって異なる

● どのような症状？

　浮腫が出ると下腿前面を指で押すとへこむので，患者自身でもわ

158　**第3章**　症例からみる症状別がんサポーティブケア

表 3-8-1　浮腫の重症度

	顔面浮腫	四肢浮腫	体幹浮腫
Grade 1	顔面に限局する浮腫	四肢間の差が最も大きく見える部分で，体積または周長の差が5〜10％；腫脹または四肢の解剖学的構造が不明瞭になっていることが注意深い診察でわかる	腫脹または解剖学的構造が不明瞭になっていることが注意深い診察でわかる
Grade 2	顔面に限局する中等度の浮腫；身の回り以外の日常生活動作の制限	四肢間の差が最も大きく見える部分で，体積または周長の差が＞10〜30％；腫脹または四肢の解剖学的構造が不明瞭になっていることが診察で容易にわかる；皮膚の皺の消失；解剖学的な輪郭の異常が容易にわかる；身の回り以外の日常生活動作の制限	解剖学的構造が不明瞭になっていることが診察で容易にわかる；皮膚の皺の消失；解剖学的な輪郭の異常が容易にわかる；身の回り以外の日常生活動作の制限
Grade 3	高度の腫脹；身の回りの日常生活動作の制限	四肢間の体積の差が＞30％；解剖学的な輪郭の異常が著明である；身の回りの日常生活動作の制限	解剖学的な輪郭の異常が著明である；身の回りの日常生活動作の制限
Grade 4	—	—	—
Grade 5	—	—	—

(有害事象共通用語規準 v5.0 日本語訳 JCOG 版より引用，改変
JCOG ホームページ http://www.jcog.jp/)

かります．水分が貯留するため体重も増加しますが，食事摂取が不十分な場合は，筋肉量・脂肪量の減少で相殺されてしまい，体重増加が認められないことも多いです．全身浮腫をきたすと，瞼が腫れたりして，顔貌が変化します（上大静脈症候群でも顔面浮腫が生じます）（表 3-8-1）．抗悪性腫瘍薬には浮腫を起こすものがあります．

⑧ 浮　腫　159

表 3-8-2　ドセタキセルの浮腫の出現率

1サイクル	2サイクル	3サイクル	4サイクル	5サイクル	6サイクル
1.9%	3.5%	4.7%	9.8%	16.2%	20.6%

（文献 1）より改変）

タキサン系ではドセタキセル（タキソテール®），プラチナ系ではシスプラチン（ブリプラチン®，ランダ®）などで発症することが多いです．ドセタキセルは血管透過性の亢進が，シスプラチンの場合は腎障害が原因とされています．発現時期は，ドセタキセルは投与後数週間〜数ヵ月で発症します．浮腫は下肢から出現し，サイクル数の増加に伴い，副作用発現率が上昇していきます（表 3-8-2）．また，シスプラチンは第 1 サイクルでも発現しますので，治療開始 1 週間以内から要注意です．

　なお，乳がんや婦人科がんでよくみられるリンパ浮腫は，リンパ節郭清術や放射線治療によって，リンパの流れが停滞するために起こります．

● 漢方以外の治療法

　通常の浮腫では，まず経口利尿薬を投与します．血清アルブミン濃度が低い場合は，規定量以内のアルブミン製剤を点滴します．リンパ浮腫の治療としては，弾性ストッキングの着用やリンパドレナージなどが挙げられますが，一度発症して進行してしまうと完治は難しいのが現状です．感染予防や圧迫を避けるなどの予防が重要となります．

● 漢方の治療法とエビデンス

　浮腫に対する代表的な処方は五苓散やそれに小柴胡湯を合わせた柴苓湯です．五苓散は浮腫一般によく用いられますし，炎症が伴う

160　第 3 章　症例からみる症状別がんサポーティブケア

ような浮腫には柴苓湯が勧められます. 効能・効果に「浮腫」がある
ものは五苓散のほかに, 防已黄耆湯, 木防已湯で, 腰以下の浮腫に
は猪苓湯が適応となります. 効能・効果に「むくみ」があるものは,
防風通聖散, 六味丸, 牛車腎気丸, 柴苓湯, 茵蔯五苓散です. がん
患者に浮腫が見られたら, これらが使えないか工夫するとよいで
しょう. また, リンパ浮腫は難治性ですが, 五苓散や柴苓湯は試み
る価値があります（下記 Case 参照）.

　エビデンスとしてはランダム化比較試験ではありませんが, リン
パ浮腫に対する五苓散の有効性に関する症例集積研究がありま
す[2]. それによれば 21 例の治療例のうち, 五苓散単独の有効率が
78％, 他の漢方製剤との併用で 92％で, 特に柴苓湯との併用が有
効でした.

Case　子宮内膜がん（60 歳代女性）

■ 施行したがん治療と症状

　多発転移を伴う子宮内膜がん患者に対して, 薬物療法（ドセ
タキセル＋カルボプラチン）, 放射線療法などを施行していた
が, 腹部から下肢に及ぶ広範な浮腫が出現した. 低アルブミン
血症（2.5 g/dL）に加えてリンパ浮腫も合併していると考えられ
た. フロセミド（ラシックス®）40 mg の投与を開始したが, 効
果不十分であった.

■ 処　方

　ツムラ五苓散　7.5 g/日（分 3・食前）× 14 日間

■ 漢方投与後の経過

　フロセミドに五苓散を併用したところ, 明らかに浮腫が軽減
した. 完全には消失しなかったものの, 薬物療法を継続するこ
とができ, 腫瘍が縮小して退院することができた.

ケアのポイント

　浮腫の発見には体重測定が重要であることを患者・家族に伝えることが大切です．外来通院中の患者で急に体重が増加した場合は，浮腫がないかをまず確認しましょう．また，衣服などがきつくなったり，皮膚を押して跡が残るなどの症状がないかも確認し，浮腫が疑われる場合には塩分量を控えるなどの対応も必要です．

　ただし，漢方製剤に含まれる甘草による偽アルドステロン症によっても浮腫をきたすことがあるので要注意です．

参考文献

1）タキソテール® インタビューフォーム
2）Komiyama S, et al：Feasibility study on the effectiveness of Goreisan-based Kampo therapy for lower abdominal lymphedema after retroperitoneal lymphadenectomy via extraperitoneal approach. J Obstet Gynaecol Res, 41（9）：1449-1456, 2015.

9 咳　嗽

> **代表的な処方**
>
> - 乾いた咳嗽には ………………………………… 麦門冬湯(p.64)
> - 何かが詰まっている感じ（痰以外）の咳嗽には
>   ………………………………………………… 半夏厚朴湯(p.66)
> - 炎症を伴う咳嗽には ……………………………………… 柴朴湯

　呼吸器は鼻腔から肺までを指し，上気道と下気道に分かれます．がんに関する呼吸器症状もこれらのさまざまな部位に由来します．なかなか漢方で対応するのが難しいものもありますが，咳嗽に関しては西洋医学で効果がみられなかった例が漢方で軽快することもあります．

> **原　因**　がんの進行，口腔内の乾燥，オピオイド，薬物療法による間質性肺炎，放射線療法など
> **発現の時期**　原因によって異なる

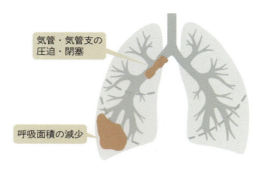

図 3-9-1　肺がんによる呼吸器症状

● どのような症状？

　がんに伴う呼吸器症状は，肺がん（原発性・転移性いずれも）では，腫瘍の増大によって呼吸面積が減ったり，気管・気管支が圧迫・閉塞されて生じる咳嗽や（図 3-9-1），口腔内の乾燥による乾性の咳嗽，オピオイドの副作用による呼吸抑制などがあります．病状の進展とともに症状が強くなり，咳嗽や喀痰のほか，息切れや呼吸促拍なども起こります．頑固な咳嗽が続くと，患者はそれだけで疲弊してしまいます．また，薬物療法による間質性肺炎（p.167 参照）や放射線療法による放射線肺臓炎など治療に伴うものもあり，注意が必要です．

● 漢方以外の治療法

　咳嗽や喀痰に対しては，鎮咳去痰薬を用います．酸素化が不十分な場合は酸素療法を行います．

● 漢方の治療法とエビデンス

　咳嗽に対しては麦門冬湯（ばくもんどうとう）を用いることができます．麦門冬湯はどちらかといえば乾いた咳嗽に用います．喉になにか（痰以外）詰まっ

たような感じを伴う場合には，**半夏厚朴湯**が適していますし，**炎症を伴う場合には，半夏厚朴湯と小柴胡湯の合方である柴朴湯がよいでしょう**．その他，痰を伴う場合は清肺湯，微熱を伴う場合は滋陰降火湯が適しています．また，人参養栄湯の使用目標（証）にも咳嗽が含まれており，臨床的に使えます．

　エビデンスとしては，がんに限ったものではありませんが咳嗽に対する麦門冬湯の有効性と安全性のシステマティックレビューがあります[1]．ただし，これは日本以外に中国や韓国の研究を含むため，エキス製剤の他に煎じ薬も含みます．それによると，2,453例の患者数を含む9つのランダム化比較試験があり，さまざまな病態（1,145例）での咳嗽に対して，鎮咳薬のみの群に比べて，麦門冬湯を併用した群では74％で咳のグレードが低下しました．ただし，5日目までは有意差があったのですが，それ以降は有意差がありませんでした．肺がん，慢性閉塞性肺疾患，気管支喘息などの特定の疾患における咳に対する麦門冬湯の有効性には一定した結果が得られませんでした．麦門冬湯のランダム化比較試験としては，感染後に長引く咳に対する19例の研究ですが，β_2刺激薬に麦門冬湯を併用した群は非併用群に比して4日目，5日目の咳の程度が有意に軽快しました．しかし，2週間目では両群の差がなくなりました[2]．そこで，**麦門冬湯は，少なくとも短期的な効果は期待してもよい，と考えられるでしょう**．

Case　腎細胞がん（60歳代男性）

■ 施行したがん治療と症状

　多発肺転移を伴う腎細胞がんに対して，インターフェロン，アキシチニブ（インライタ®），エベロリムス（アフィニトール®）などを順次使い，肺転移巣で大きなものには緩和的放射

⑨　咳　嗽　　165

線治療を施行した．明らかな間質性肺炎はなく，放射線肺臓炎もごく軽度であったが，数日前から咳嗽が増悪し，夜間も咳嗽のために熟睡できないとのことであった．

■ 処　方

　　ツムラ麦門冬湯　9.0 g/日（分3・食前）× 14 日間
　　ツムラ柴朴湯　3.0 g/日（就寝前）× 14 日間

■ 漢方投与後の経過

　　日中，夜間ともに咳嗽が軽減し，睡眠も良好となった．がんの病態自体のコントロールは困難であったが，症状を緩和することができた．

ケアのポイント

　　がん患者の呼吸器症状は，がんの進行によるものや薬物療法・放射線療法によるもののほか，かぜや気管支炎といった感染症によるものなどもあり，鑑別が必要です．間質性肺炎など，原因によっては緊急で対処が必要なこともありますので，患者にはセルフケアの一環として呼吸器症状の有無について注意してもらうようにしましょう．

参考文献

1）Kim KI, et al：A traditional herbal medication, Maekmoondong-tang, for cough：A systematic review and meta-analysis. J Ethnopharmacol, 178：144-154, 2016.
2）Irifune K, et al：Antitussive effect of bakumondoto a fixed kampo medicine（six herbal components）for treatment of post-infectious prolonged cough：controlled clinical pilot study with 19 patients. Phytomedicine, 18：630-633, 2011.

コラム　間質性肺炎と抗悪性腫瘍薬・漢方製剤

　がん薬物療法中にみられる呼吸器症状では，間質性肺炎に注意が必要です．薬剤性の間質性肺炎は，抗悪性腫瘍薬や漢方製剤の副作用として起こることがあります．しかも，症状が発熱や咳嗽，呼吸困難感などかぜに似ていることや，投与開始からかなり日数が経ってからでも発症することから，受診・発見が遅れて致命的になることがあります．

　間質性肺炎をきたすおそれのある代表的な薬剤を下表に示します．細胞障害性抗がん剤や分子標的薬のほか，最近多く用いられるようになった免疫チェックポイント阻害薬でも間質性肺炎は起こり得ます．発症は主に免疫学的機序によりますが，抗悪性腫瘍薬による直接的な細胞障害，サイトカインなどの関与も指摘されています．また，がんではありませんが，C型慢性肝炎の治療に用いられたインターフェロンは漢方製剤の小柴胡湯と併用すると，特に間質性肺炎の発症率が高くなるため，併用は禁忌とされています（p.24参照）．なお，間質性肺炎を発症した場合には，副腎皮質ステロイドを投与します．重症例はステロイドパルス療法を3日間行います．

表　間質性肺炎をきたしやすい薬剤

細胞障害性抗がん剤	ゲムシタビン（ジェムザール®），ブレオマイシン（ブレオ®）
分子標的薬	EGFR-TK阻害薬：ゲフィチニブ（イレッサ®），エルロチニブ（タルセバ®） mTOR阻害薬：エベロリムス（アフィニトール®）
免疫チェックポイント阻害薬	ニボルマブ（オプジーボ®），ペムブロリズマブ（キイトルーダ®），アテゾリズマブ（テセントリク®），デュルバルマブ（イミフィンジ®）
漢方製剤	小柴胡湯などの柴胡剤

⑨咳嗽　167

10 がん性疼痛

> **代表的な処方**
>
> - 鎮痛薬と併用し鎮痛作用を高めるには
>   ……牛車腎気丸(p.50)，桂枝加朮附湯(p.48)，抑肝散(p.74)，
>   加味逍遙散

　がんが増大すると神経に浸潤したり，骨に転移することで，強い痛み（がん性疼痛）が生じます．固形がんが肝臓や肺に転移して痛みを生じたり，周囲の臓器を圧迫したりすることによる痛みもあります．がん性疼痛が続くと，精神的あるいは社会的な影響も出てくるため，その対応はがん医療のなかでも重要です．そこで，さまざまな鎮痛薬を用います．漢方にも鎮痛作用を持つ生薬を含有した処方がありますが，実際には漢方だけで対応することは難しいです．しかし，西洋医学の薬剤にない作用を有する方剤と鎮痛薬を併用することによって，よりよい鎮痛効果を期待することはできます．

表 3-10-1　がん性疼痛の種類

体性痛	・皮膚や関節，筋肉などの体性組織に生じる ・刺すような鋭い痛みやうずくような痛みが特徴
内臓痛	・臓器（消化管や肝臓・腎臓など）の閉塞・炎症によって生じる ・臓器機能の低下につながり，生命にも直接影響する ・内臓由来で鈍い痛みだが，イレウスなどでは悪心・嘔吐を伴う強い痛みとなる
神経障害 性疼痛	・神経にがんが浸潤して生じる痛みで，障害された神経に沿って生じる ・痛みと同時に運動麻痺や自律神経障害を伴う場合があり，日常生活に支障をきたしやすく，その対応に苦慮することが多い

> 原　因　がんの増大・転移・浸潤
> 発現の時期　がんの進行期

● どのような症状？

がん性疼痛の種類は体性痛，内臓痛，神経障害性疼痛の3つに分けられます（表 3-10-1）．体性痛では鋭い痛み，内臓痛では鈍い痛み，神経障害性疼痛では神経に沿った痛みが特徴です．痛みと同時に，筋肉や関節の動きの制限や，内臓機能低下による消化器症状，運動麻痺や膀胱直腸障害などが合併することもあります．

● 漢方以外の治療法

WHO の除痛ラダー（図 3-10-1）に則り，NSAIDs などの非オピオイド鎮痛薬から始め，効果が不十分な場合にはそれに弱オピオイド（コデインなど），さらに必要な場合は強オピオイド（モルヒネ，フェンタニル，オキシコドンなど）を併用します．鎮痛補助薬は鎮痛薬との併用で効果を示す薬剤で，抗うつ薬，抗てんかん薬，

⑩　がん性疼痛　　169

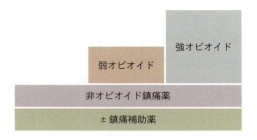

図 3-10-1　WHO の除痛ラダー

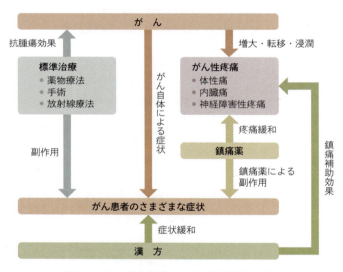

図 3-10-2　がん性疼痛に対する漢方の役割

NMDA 受容体拮抗薬（N-メチル-D-アスパラギン酸，中枢神経系の過敏性や記憶などに関与）などです．

また，放射線療法で痛みの原因となっている局所の腫瘍を縮小することで，疼痛緩和を図ることもあります．

● 漢方の治療法とエビデンス

漢方にも鎮痛作用を持つ生薬を含有した処方はあるものの，漢方だけで対応するにはがん性疼痛は強過ぎます．そのため，漢方は標準的な疼痛緩和のサポート役として鎮痛薬による副作用への対策などに用いられることが多いです（図3-10-2）．ただし，西洋医学の薬剤にない作用を有する方剤を併用することで，鎮痛薬の作用をより高める効果が期待できます．

がん性疼痛を訴える患者に対しては，附子を含む処方（牛車腎気丸や桂枝加朮附湯）を用いることができます．補剤（十全大補湯，補中益気湯，人参養栄湯，六君子湯）を使いながら，調剤用の修治附子末を追加していく方法もあります．これらの附子を含む漢方処方をWHOラダーに沿った鎮痛薬に追加することで，図3-10-1のラダーを一段上がる（より作用が強いが，副作用も大きい薬剤を使う）ことを遅らせる（あるいは回避できる）可能性が生まれます．その他に**鎮痛薬と併用することで，鎮痛作用を高めるような漢方処方には，抑肝散や加味逍遙散などがあります．**副作用の強い鎮痛薬の使用量をできるだけ抑えながらQOLを良好に保ち，社会生活を送りたいと希望している患者には，漢方製剤の使用は適しているでしょう．

がん性疼痛に関するランダム化比較試験は現在のところまだありませんが，神経障害性疼痛に対する抑肝散の有効性に関する症例集積研究があります[1]．

Case	**膵がん**（70歳代女性）

■ 施行したがん治療と症状

糖尿病が先行して発症した膵体部がんで，多発肝転移を伴っていた．がん性疼痛と考えられる心窩部痛（鈍痛）があり，食欲

⑩　がん性疼痛　　171

不振や不眠も訴えた．イライラしながら自分の症状や周囲への不満を延々と話す．前医から膵がんに対する薬物療法はゲムシタビン(ジェムザール®)単剤，疼痛にはロキソプロフェン(ロキソニン®)やトラマドール(トラマール®)が投与されていた．がん治療サポート外来(腫瘍内科)では，オキシコドン(オキシコンチン®)を開始したが，眠気や食欲不振を強く訴えた．

■ 処　方

ツムラ加味逍遙散　7.5 g/日(分3・食前)×14日間

■ 漢方投与後の経過

加味逍遙散を服用後，イライラした様子や攻撃的な言動が徐々に少なくなり，「痛みもいくぶんやわらいだ」との発言があった．以後は継続して投与し，3ヵ月後に近医に転院した．

■ ケアのポイント

疼痛緩和の標準的な治療をしながら，漢方を併用していくことで，西洋医学の治療で生じる副作用を回避・軽減し，QOLを良好に保ちながらの療養生活が送れるようになるでしょう．

参考文献
1) 光畑裕正：神経障害性疼痛に対する抑肝散の治療効果．漢方医学，37(2)：99-103，2013.

11 不眠，うつ症状

> **代表的な処方**
>
> - 不眠には
>   ……加味帰脾湯 (p.46)，抑肝散 (p.74)，酸棗仁湯，加味逍遙散
> - うつ症状には ………… 半夏厚朴湯 (p.66)，柴朴湯，香蘇散

　がんは身体的な症状以外に，精神的な症状もきたします．そのなかでも頻度が高い症状は不眠やうつ症状です．これは「がん＝死」というイメージが大きく関係しています．がんと診断され，病状を告知されただけでも不眠やうつ状態になってしまう人もいます．また，不眠やうつ症状は全身倦怠感や食欲不振といった身体的な症状とも関係しています．

　不眠には睡眠導入薬，うつ症状には抗うつ薬，というように症状ごとに対応することも可能ですが，薬剤数が増えるだけでなく，薬を重ねることによる副作用も危惧されます．しかし，漢方では一剤で対応できることもあります．ここではそのようなアプローチを紹介していきます．

> 原因　がん告知の衝撃，治療への不安，進行・再発時の苦悩，医療者とのコミュニケーションにおけるトラブル，身体的苦痛による睡眠障害など
> 発現の時期　がん医療のどの場面でも起こりうる

● どのような症状？

　不眠(睡眠障害)には，入眠障害(寝付けない)，中途覚醒(途中で何度も目が覚める)，早朝覚醒(希望の起床時刻より2時間以上前に目が覚めてその後眠れない)，熟眠障害(時間的には足りているが，熟睡感がない)などの種類があります．

　うつ症状は精神症状と身体症状に分けられます(図3-11-1)．精神症状は，抑うつ気分，集中力・判断力の低下，意欲の低下，不安・焦燥感などがあります．身体症状には，不眠のほか，食欲不振や疲労感，便秘などがあります．

　がん患者が不眠やうつ症状をきたす大きなきっかけとなるのが，がんの告知です．ここでの告知は，初回診断だけでなく，再発・増悪などの説明も含まれます．近年では，基本的に患者本人へもがん告知を行っているかと思います．しかし，当然ですが患者にとって，告知は非常に大きな衝撃・ストレスとなります．告知による大

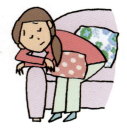

精神症状
- 抑うつ気分
- 集中力・判断力の低下
- 意欲の低下
- 不安・焦燥感
- 絶望感・劣等感
- 表情が乏しくなる　など

身体症状
- 不眠(睡眠障害)
- 食欲不振
- 疲労感
- 便秘
- 性欲減退・月経異常
- 疼痛　など

図3-11-1　うつ症状

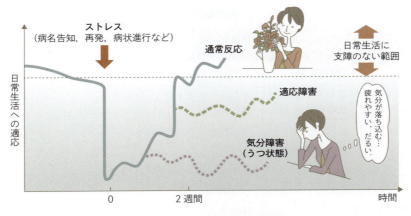

図 3-11-2　ストレスへの心の反応

(国立がん研究センターがん情報サービス「患者必携　がんになったら手にとるガイド普及版」より転載)

きなストレスを受けた患者の心理状態は図 3-11-2 のような経過をたどるとされています．告知後，しばらくは落ち込みますが，時間とともに前向きな気持ちになっていきます．しかし，時にはうつ状態から回復せず，日常生活に支障をきたす状態が長引くこともあり，そのような場合は治療が必要となります．

● 漢方以外の治療法

　がん患者は，不眠やうつ症状のほか，せん妄などさまざまな精神症状を呈するので，表 3-11-1 のような薬剤が用いられます．向精神薬は他の薬剤との相互作用が多い傾向があるので，用いる際には精神科医との連携が重要です．

● 漢方の治療法とエビデンス

　不眠に対する代表的な処方は加味帰脾湯と抑肝散です．その他に「不眠(症)」という効能・効果を持つ漢方処方には，大柴胡湯，柴胡

⑪　不眠，うつ症状　　175

表 3-11-1　精神症状に用いる薬剤の例

不 眠	ベンゾジアゼピン受容体作動薬（短時間型）	ブロチゾラム（レンドルミン®） トリアゾラム（ハルシオン®） エチゾラム（デパス®）
	オレキシン受容体拮抗薬	スボレキサント（ベルソムラ®）
	非ベンゾジアゼピン系睡眠薬	ゾルピデム（マイスリー®）
	メラトニン受容体作動薬	ラメルテオン（ロゼレム®）
うつ症状	SSRI	セルトラリン（ジェイゾロフト®） パロキセチン（パキシル） フルボキサミン（デプロメール®, ルボックス®）
	SNRI	ミルナシプラン（トレドミン®） デュロキセチン（サインバルタ®）
	NaSSA	ミルタザピン（リフレックス®, レメロン®）
	三環系抗うつ薬	アモキサピン（アモキサン®）
	四環系抗うつ薬	ミアンセリン（テトラミド®）
	その他	トラゾドン（レスリン®, デジレル®）
不安感	ベンゾジアゼピン受容体作動薬	アルプラゾラム（コンスタン®, ソラナックス®） ロラゼパム（ワイパックス®） エチゾラム（デパス®）
	その他	タンドスピロン（セディール®）
せん妄	第 1 世代抗精神病薬	ハロペリドール（セレネース®） クロルプロマジン（コントミン®）
	第 2 世代抗精神病薬	リスペリドン（リスパダール®） オランザピン（ジプレキサ®）＊

＊：うつ症状の改善や薬物療法による悪心・嘔吐にも用いられることがある.

桂枝乾姜湯，黄連解毒湯，半夏厚朴湯，帰脾湯，抑肝散加陳皮半夏，酸棗仁湯，温経湯，などがあります．使用目標（証）に不眠の記載がある処方では加味逍遙散，半夏瀉心湯などがあります．**うつ症状に対しては，効能・効果に「気分がふさいで」などの文言が含まれる処方は，半夏厚朴湯や柴朴湯，使用目標（証）に「抑うつ傾向」がある処方は，香蘇散です**．また，六君子湯に抗うつ作用があることが，ランダム化比較試験で検証されています[1]．

エビデンスとしては，がん患者の睡眠障害に対する中国での加味帰脾湯を用いたランダム化比較試験があります[2]．それによれば，30例の解析で，加味帰脾湯群がコントロール群（非投与群）に比して（各群15例），不眠重症度指数や簡易倦怠感尺度が有意に改善しました．また，日本の医療用漢方製剤のランダム化比較試験を集めた漢方治療エビデンスレポート（EKAT, p.29）には，がん患者ではありませんが，心因性要素が症状を悪化させていると考えられるめまい・耳鳴・下咽頭異常感は，東邦大式うつ状態自己評価尺度（Self-Rating Questionnaire for Depression, SRQ-D）が16点以上では加味帰脾湯が加味逍遙散より有効で，SRQ-Dが11〜15点では加味逍遙散が加味帰脾湯より有効であったという準ランダム化比較試験があります[3]．その他，食道がんの家族歴を有する例を含む23例の気うつを伴う咽喉頭異常感症に対して，日本の香蘇散を投与した筆者らの症例集積研究では，著効18例，有効3例で，奏効率91.3％でした[4]．

Case　大腸がん（60歳代女性）

■ 施行したがん治療と症状

進行S状結腸がんのためS状結腸切除術を受けた後，術後補助化学療法としてFOLFOX療法を施行された．しかし，食欲不振と全身倦怠感が強く，3サイクルまでしか施行できず，

以後は薬物療法を行わずにフォローを継続した．そのころから寝つきが悪くなり，ゾルピデム（マイスリー®）を投与されたが，効果は不十分であった．

■ 処　方

　ツムラ加味帰脾湯　7.5 g/日（分 3・食前）× 14 日間

■ 漢方投与後の経過

　ゾルピデムに加味帰脾湯を併用したところ，寝付きがよくなり，熟睡感が得られた．加味帰脾湯を 1 日 3 回服用することで，不眠のほか，日中の不安感や疲労感も軽減した．2 年間服用を続けた後に投与を中止し，その後はゾルピデムの頓服のみとなった．

ケアのポイント

　精神症状を訴える患者は，すでに複数の向精神薬を投与されていることが多く，さらに漢方を追加するのは患者の服薬の負担を増やすことになります．精神科医と相談して，向精神薬を減らして漢方を増やせる余地があるかを探ってもよいでしょう．なお，加味帰脾湯や加味逍遙散に含まれる山梔子は，5 年以上の長期間投与で腸間膜静脈硬化症をきたすことがあるので要注意です．

参考文献

1）河村奨，他：上腹部不定愁訴に対するツムラ六君子湯と sulpiride との臨床的比較検討―主として，抗うつ効果と胃排出能の改善―．Prog Med，12：1156-1162，1992.

2）Lee JY, et al：Efficacy and safety of the traditional herbal medicine, gamiguibi-tang, in patients with cancer-related sleep disturbance：a prospective, randomized, wait-list-controlled, pilot study. Integr Cancer Ther, 17（2）：524-530, 2018.

3）田中久夫：耳鼻咽喉科医が行なう心身症の加療の考え方と問題点およびうつ傾向を伴う心身症例への漢方加療―加味帰脾湯を中心に―．Phil 漢方，47：20-22，2014.

4）Motoo Y, et al：Effect of Koso-san on globus pharyngeus. Am J Chin Med, 27（2）：283-288, 1999.

12 がん悪液質

> **代表的な処方**
> - 食欲不振には ……………………………… 六君子湯(p.76)
> - 体力低下，倦怠感には
>   … 補中益気湯(p.70)，十全大補湯(p.56)，人参養栄湯(p.62)

　進行がん患者といわれると，衰弱して痩せこけた姿を思い浮かべる人も多いと思います．痩せるのは「食事が十分に摂れないからだろう」と考えがちですが，実際には食事を摂っていても，どんどん痩せていきます．特に，がんが活発に増殖している時期にはそのようなことが起こります．これが，がん悪液質です．

　これまでの研究によって，がん悪液質の発症機序はかなり明らかになってきました．しかし，その治療となると，まずはがん自体の治療で革新的な進歩が求められるため，現時点では難しいです．本項では，がん悪液質に対しても漢方医学的なアプローチがあることを紹介していきます．

原　因	がんの進行
発現の時期	進行がんで，特に増殖が旺盛な時期

● どのような症状？

　がん細胞や間質細胞(特に炎症性に浸潤する細胞)から産生分泌されるサイトカイン・活性酸素・プロスタグランジンなどの生理活性物質が全身のさまざまな細胞に作用し，身体を消耗させることで起こります．「食事制限をしていないのに急激に痩せてきた」という訴えで受診されることもあります．この体重減少は筋肉量の減少(サルコペニア)が主ですが，脂肪量も減少します．自覚症状としては全身倦怠感・食欲不振(やはり次第に食欲は低下します)・気力の低下など，身体所見では痩せや浮腫など，検査値としては貧血や血清アルブミンの低下などがみられます．

　European Palliative Care Research Collaborative(EPCRC)のガイドラインでは，従来の栄養サポートによる改善は難しく，進行性の機能障害をきたし，(脂肪組織減少の有無にかかわりなく)顕著な筋組織減少を特徴とした複合的な代謝障害症候群であり，病態生理学的には，経口摂取量の減少と代謝異常による負のタンパクとエネルギーバランスが特徴である，と定義しています．悪液質は3つのステージに分かれており，どの段階なのかを正確に見極めることが重要です(表 3-12-1)．体重測定が基本であることは言うまでもありませんが，がん自体による炎症性反応(CRP値)が上昇している場合は，悪液質が進行するリスクが高く，注意が必要です．5%の体重減少に加え，筋力低下や疲労感，食欲不振，除脂肪体重の減少，CRPやヘモグロビン，アルブミンなどの検査値の異常がみられれば，がん悪液質であると考えてよいでしょう[1]．

　がん悪液質はがんそのものが原因となるため，特定の治療によっ

表 3-12-1　がん悪液質のステージ分類

前悪液質	悪液質	不可逆的悪液質
• 体重減少 ≦ 5 % • 食欲不振かつ代謝異常	• 体重減少 > 5 kg • BMI < 20 かつ 体重減少 > 2 kg • サルコペニアかつ 体重減少 > 2 kg 上記のいずれかに加え，経口摂取量の減少／全身炎症	• さまざまな程度の悪液質 • 異化亢進かつ治療抵抗性のがん • PS の低下 • 予測される予後 < 3 ヵ月

（文献 1）をもとに作成）

て悪液質をきたすことはありません．しかし，たとえば薬物療法後に抗腫瘍効果があまり見られず，食欲不振や全身倦怠感などが顕著にあらわれてしまい，がん悪液質へと向かう場合はあります．

● 漢方以外の治療法

　がんの増殖を制御できない状況ですので，がん悪液質そのものを治療する方法は，現在の西洋医学ではありません．しかし，体重減少を食い止めるために，経管栄養（経腸栄養）や中心静脈栄養によって栄養摂取を行います．前悪液質のステージで，造血能・各内臓機能が保たれていれば，薬物療法を慎重に実施することによって悪液質の進行を遅らせることが可能です．なお，食欲増進ホルモンであるグレリンに似た作用を示す薬剤としてアナモレリンがあり[2]，現在承認申請中ですが，「がん悪液質における体重減少及び食欲不振の改善」という効能・効果の記載が予定されています（2019 年 4 月現在）．

　不可逆的悪液質の場合は，近年では，むしろ栄養補給を徐々に減らし，生命予後が 1〜2 週間となったら栄養のための輸液は行わないようになりました．

12　がん悪液質　　181

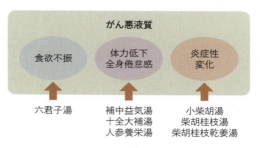

図 3-12-1　がん悪液質に対する漢方処方

● 漢方の治療法とエビデンス

　がん悪液質に対しては，目的ごとにいくつかの方剤を使い分けるとよいでしょう（図 3-12-1）．食欲不振に対しては，**食欲増進を目的として六君子湯を用いることが多いです**．また，「気虚（意欲の低下や全身倦怠感など）」，「血虚（貧血など）」，あるいは両者が合併した「気血両虚」がみられるときには，**補中益気湯や十全大補湯，人参養栄湯も用いられます**．炎症性変化を伴うがんの場合，柴胡剤（小柴胡湯，柴胡桂枝湯，柴胡桂枝乾姜湯など）も用いられます．

　エビデンスとしては漢方製剤を用いたランダム化比較試験はまだ報告されていませんが，動物モデルにおいては六君子湯の作用機序がグレリンとの関係で明らかにされています[3]．

Case　腎細胞がん（60歳代男性）

■ 施行したがん治療と症状

　左腎細胞がんのため左腎摘出術を受けた後，2年目に肺転移再発をきたした．以後，インターフェロン（イントロン®A），インターロイキン 2（イムネース®），スニチニブ（スーテント®），エベロリムス（アフィニトール®），テムシロリムス

（トーリセル®）などを10年間にわたって投与した．8年目頃より食欲が徐々に低下し，体重が減少し始めた．健康時は80kgあった体重は60kgまで減少した．

■ 処　方

　　ツムラ六君子湯　7.5g/日（分3・食前）× 14日間

■ 漢方投与後の経過

　　食欲が改善し，気分が少し晴れ，外来での治療が継続できた．

■ ケアのポイント

　　六君子湯は食欲増進だけでなく，抗うつ作用もあるので[4]，心身両面でサポートできます．また，抗うつ薬であるフルボキサミン（ルボックス®／デプロメール®）の消化器症状（特に悪心など）を六君子湯が軽減させることもランダム化比較試験で検証されています[5]．服薬方法も，服薬ゼリーなどを使ったり，いろいろな食材に混ぜるなどして，工夫してもよいでしょう．

参考文献

1）Fearon K, et al：Definition and classification of cancer cachexia：an international consensus. Lancet Oncol, 12(5)：489-495, 2011.
2）Temel JS, et al：Anamorelin in patients with non-small-cell lung cancer and cachexia （ROMANA 1 and ROMANA 2）：results from two randomised, double-blind, phase 3 trials. Lancet Oncol, 17(4)：519-531, 2016.
3）Terawaki K, et al. Development of ghrelin resistance in a cancer cachexia rat model using human gastric cancer-derived 85As2 cells and the palliative effects of the Kampo medicine rikkunshito on the model. PLoS One, 12(3)：e0173113, 2017.
4）河村奨，他：上腹部不定愁訴に対するツムラ六君子湯とsulpirideとの臨床的比較検討―主として，抗うつ効果と胃排出能の改善―. Prog Med, 12：1156-1162, 1992.
5）Oka T, et al：Rikkunshi-to attenuates adverse gastrointestinal symptoms induced by fluvoxamine. Biopsychosoc Med, 1：21-26, 2007.

⑫　がん悪液質　183

付録　症状と漢方方剤の対応一覧

方剤＼症状	全身倦怠感	疲労感	術後の体力低下	赤血球減少	白血球減少	血小板減少	悪心・嘔吐	食欲不振	下痢	便秘	イレウス	口内炎	末梢神経障害	帯状疱疹後神経痛	こむら返り	皮膚・爪障害	浮腫	咳嗽	がん性疼痛	不眠	うつ症状	＊がん悪液質
加味帰脾湯	○			○		○		○												◎	○	
桂枝加朮附湯														○					○			
牛車腎気丸													◎				○		○			
五苓散							○		○						○		○					
芍薬甘草湯															◎							
十全大補湯	◎	○	○	◎	◎											○						○
潤腸湯										○												
大建中湯											◎											
人参養栄湯	○	○		○				○					○					○				○
麦門冬湯																		◎				
半夏厚朴湯																		○		○	○	
半夏瀉心湯								○	◎			◎										
補中益気湯	○	◎						○				◎										○
麻子仁丸										○										○		
抑肝散																			○	○	○	
六君子湯	○						◎	◎	○			○		○							◎	○

◎＝ランダム化比較試験があるもの

○＝症例集積研究等があるもの，あるいは効能・効果や使用目標（証）に記載されているもの

＊がん悪液質については，がん悪液質の状態でよく見られる「全身倦怠感」「貧血」「食欲不振」「嘔吐」「下痢」といった効能・効果に記載されているものとした。

索引

日本語索引

あ行

アシクロビル	146
アズレンスルホン酸	133
アテゾリズマブ	167
アナモレリン	112, 181
アファチニブ	117
アフタ	131
アプレピタント	108, 123
アムルビシン	111
アメナメビル	146
アモキサピン	176
アルドステロン	24
アルブミン懸濁型パクリタキセル	140
アルプラゾラム	176
胃がん	113, 126, 128, 136
易感染状態	97
イリノテカン	111, 116, 117
医療用漢方エキス製剤	23
イレウス	126
陰証	19
インターフェロン	24, 167
茵蔯蒿湯	90, 135
茵蔯五苓散	161
陰陽	19
うつ症状	173
温経湯	156, 177
温清飲	135
エチゾラム	176
越婢加朮湯	156
エトポシド	111

エビデンス	4, 29
エピルビシン	132
エベロリムス	132, 167
エルロチニブ	118, 154, 167
炎症性サイトカイン	86, 89
嘔吐	105
黄連解毒湯	135, 156, 177
黄連湯	135
オキサリプラチン	98, 102, 139, 140, 142
オキシコドン	123
オシメルチニブ	118
悪心	105
乙字湯	124
オピオイド	122, 126, 141, 169
オランザピン	176

か行

咳嗽	163
外来化学療法室	10
化学受容器引き金帯	105
化学療法サポートチーム	9, 40
ガバペンチン	141
カペシタビン	112, 117, 132, 154
加味帰脾湯	46, 84, 95, 102, 103, 113, 175, 178
加味逍遙散	171, 172, 177
顆粒球コロニー刺激因子	99
カルボプラチン	82, 95, 98, 111, 123
カルボプラチン・パクリタキセル療法	142
肝	18
がん悪液質	179
がん関連疲労感	86

肝機能障害 ……………… 24
緩下薬 ……………… 122
がんサポーティブケア ……………… 2
間質性肺炎 ……………… 24, 164, 167
がん性疼痛 ……………… 168
甘草 ……………… 24, 25, 149
含嗽 ……………… 133
がん治療サポート外来 ……………… 9, 40
寒熱 ……………… 19
漢方医学 ……………… 14
　　──教育 ……………… 26
　　──の歴史 ……………… 15
漢方の適応 ……………… 27
気 ……………… 17
偽アルドステロン症 ……………… 24
機械的イレウス ……………… 126
気虚 ……………… 87
気・血・水 ……………… 17
機能的イレウス ……………… 126
帰脾湯 ……………… 95, 177
芎帰膠艾湯 ……………… 96
急性悪心・嘔吐 ……………… 105
急性下痢 ……………… 116, 118
虚実 ……………… 19
虚証 ……………… 19
グラニセトロン ……………… 108
グリチルリチン酸 ……………… 24
グレリン ……………… 111
クロルプロマジン ……………… 176
荊芥連翹湯 ……………… 156
桂枝加芍薬大黄湯 ……………… 124
桂枝加芍薬湯 ……………… 119, 124
桂枝加朮附湯 ……………… 48, 146, 147, 171
桂枝茯苓丸加薏苡仁 ……………… 156
桂皮 ……………… 25
啓脾湯 ……………… 119
痙攣性イレウス ……………… 126
血 ……………… 17
血球減少 ……………… 93
血虚 ……………… 95
血小板減少 ……………… 101
　　──が出やすい薬剤 ……………… 102

ゲフィチニブ ……………… 117, 118, 154, 167
ゲムシタビン ……………… 167
下痢 ……………… 116
　　──が出やすい薬剤 ……………… 117
原発不明がん ……………… 143, 147
効果発現, 漢方製剤の ……………… 23
口腔ケア ……………… 133
抗痙攣薬 ……………… 141
抗コリン薬 ……………… 118
香蘇散 ……………… 177
好中球減少 ……………… 97
口内炎 ……………… 130
　　──が出やすい薬剤 ……………… 132
合方 ……………… 78, 113
絞扼性イレウス ……………… 126
氷漢方 ……………… 137
五積散 ……………… 146
牛車腎気丸 ‥ 50, 142, 143, 149, 161, 171
五臓 ……………… 18
骨髄抑制 ……………… 93
こむら返り ……………… 148
五苓散 ……………… 52, 108, 119, 160, 161

さ行

柴胡桂枝乾姜湯 ……………… 175, 182
柴胡桂枝湯 ……………… 119, 182
柴胡清肝湯 ……………… 156
催吐性のある薬剤 ……………… 107
柴朴湯 ……………… 165, 166, 177
柴苓湯 ……………… 119, 146, 160, 161
ざ瘡様皮疹 ……………… 154
産学官の連携 ……………… 42
山梔子 ……………… 25, 178
酸棗仁湯 ……………… 177
滋陰降火湯 ……………… 165
地黄 ……………… 25
色素沈着 ……………… 154
子宮頸がん ……………… 96
子宮内膜がん ……………… 161
ジクロフェナク ……………… 146
シクロホスファミド ……………… 82
四君子湯 ……………… 119

支持療法 …………………………………… 2
── 薬 ………………………………… 35
四診 ……………………………………… 21
シスプラチン ……… 82, 95, 98, 102, 106,
111, 112, 123, 140, 148, 160
実証 ……………………………………… 19
しびれ …………………………………… 142
四物湯 …………………………………… 155
芍薬甘草湯
……… 41, 54, 90, 119, 124, 149, 150
十全大補湯 ……… 56, 82, 84, 85, 87, 90, 91,
95, 99, 100, 112, 155, 171, 182
十味敗毒湯 …………………………… 156
出血傾向 ……………………………… 101
術後合併症 …………………………… 126
術後の体力低下 ………………………… 89
潤腸湯 ………………………… 58, 123, 124
証 ………………………………………… 22
承気湯類 ……………………………… 124
小柴胡湯 …………… 24, 137, 167, 182
小半夏加茯苓湯 ……………………… 108
消風散 ………………………………… 156
升麻葛根湯 …………………………… 156
食失味 ………………………………… 137
食道悪性黒色腫 ………………………… 84
食欲不振 ……………………………… 110
── が出やすい薬剤 …………… 111
心 ………………………………………… 18
腎 ………………………………………… 18
鍼灸 ……………………………………… 16
神経障害性疼痛 ……………………… 171
腎細胞がん …………………… 165, 182
心身一如 ……………………………… 110
真武湯 ………………………………… 119
水 ………………………………………… 17
膵がん …………………………… 109, 171
水痘・帯状疱疹ウイルス …………… 144
睡眠障害 ……………………………… 174
ステロイド …………………………… 134
ストレス ……………………………… 174
スニチニブ …………………… 132, 154
スボレキサント ……………………… 176

清上防風湯 …………………………… 156
清暑益気湯 …………………………… 119
整腸薬 ………………………………… 118
制吐薬 ………………………… 108, 122
清肺湯 ………………………………… 165
セツキシマブ ………………… 117, 154
赤血球減少 ……………………………… 94
── が出やすい薬剤 ……………… 95
切診 ……………………………………… 21
セルトラリン ………………………… 176
セロトニン …………………………… 105
セロトニン（5-HT3）受容体拮抗薬 … 106
全身倦怠感 ……………………………… 81
── が出やすい薬剤 ……………… 82
蠕動刺激薬 …………………………… 122
前立腺がん ……………………………… 84
爪囲炎 ………………………………… 154
疎経活血湯 …………………………… 146
ソラフェニブ ………………………… 154
ゾルピデム …………………………… 176

た行

大黄 ……………………………………… 25
大黄甘草湯 …………………………… 124
大建中湯 ………… 60, 123, 124, 127, 128
大柴胡湯 ……………………………… 175
帯状疱疹後神経痛 …………………… 144
大腸がん
… 90, 102, 120, 125, 126, 150, 156, 177
多職種連携 ……………………………… 9
脱水 …………………………………… 121
単純性イレウス ……………………… 126
タンドスピロン ……………………… 176
タンニン酸アルブミン ……………… 119
治頭瘡一方 …………………………… 156
遅発性悪心・嘔吐 …………………… 105
遅発性下痢 …………………… 116, 118
腸間膜静脈硬化症 …………………… 178
腸管麻痺 ……………………………… 126
腸蠕動抑制薬 ………………………… 118
腸閉塞 ………………………………… 126
猪苓湯 …………………………… 119, 161

索引　187

チロシンキナーゼ阻害薬 ……… 118
鎮痛補助薬 ……………………… 169
爪の変化・変色 ………………… 154
手足症候群 ……………………… 154
テーピング ……………………… 155
テガフール・ギメラシル・
　オテラシルカリウム … 117, 132, 154
デキサメタゾン ……… 106, 108, 135
デュルバルマブ ………………… 167
デュロキセチン ………… 141, 176
当帰飲子 ………………………… 156
当帰芍薬散 ……………………… 95
ドキソルビシン ……… 95, 98, 132
ドセタキセル …… 82, 95, 98, 102, 111,
　123, 140, 154, 160
トラゾドン ……………………… 176
トラマドール …………………… 146
トリアゾラム …………………… 176
トリアムシノロンアセトニド … 135
トリフルリジン・チピラシル … 132
ドンペリドン …………………… 109

な行

ニボルマブ ……………………… 167
日本がんサポーティブケア学会
　……………………………… 12, 39, 42
乳がん …………………………… 88, 99
ニューロキニン 1(NK1)受容体拮抗薬
　……………………………………… 106
人参 ……………………………… 25
人参湯 …………………………… 119
人参養栄湯 …… 38, 62, 83, 87, 95, 112,
　142, 165, 171, 182
粘膜炎 …………………………… 130
ノギテカン ……………………… 111

は行

肺 ………………………………… 18
肺がん …………………………… 164
排膿散及湯 ……………………… 156
麦門冬湯 …………… 64, 137, 164, 166

パクリタキセル
　……… 95, 98, 102, 123, 140, 154
八味地黄丸 ……………………… 142
白血球減少 ……………………… 97
　── が出やすい薬剤 ………… 98
発熱性好中球減少症 …………… 98
パニツムマブ …………………… 154
バラシクロビル ………………… 146
パロキセチン …………………… 176
パロノセトロン ………… 108, 123
ハロペリドール ………………… 176
半夏厚朴湯 ……… 66, 112, 165, 177
半夏瀉心湯
　… 68, 113, 119, 120, 135, 136, 137, 177
脾 ………………………………… 18
ビタミン B_{12} …………………… 141
ビタミン E ……………………… 141
ビノレルビン …………………… 111
ビフィズス菌 …………………… 119
皮膚乾燥 ………………………… 154
皮膚障害の原因となる薬剤 …… 154
皮膚・爪障害 …………………… 152
ピリドキシン …………………… 155
疲労感 …………………………… 86
ビンクリスチン ……… 123, 140, 148
貧血 ……………………………… 94
ビンブラスチン ………………… 140
副作用, 漢方製剤の …………… 24
副作用, 支持療法薬の ………… 35
服薬アドヒアランス …………… 8
茯苓飲 …………………………… 113
茯苓飲合半夏厚朴湯 …………… 113
附子 …………… 25, 143, 146, 171
浮腫 ……………………………… 158
ブチルスコポラミン …………… 119
不眠 ……………………………… 173
フルボキサミン ………………… 176
ブレオマイシン ………………… 167
プレガバリン …………… 141, 146
ブロチゾラム …………………… 176
聞診 ……………………………… 21
ペグフィルグラスチム ………… 99

ペムブロリズマブ ················ 167
便秘 ····················· 113, 122
── が出やすい薬剤 ··········· 123
防已黄耆湯 ····················· 161
放射線性腸炎 ··················· 118
放射線肺臓炎 ··················· 164
方証相対 ······················· 22
望診 ·························· 21
防風通聖散 ················· 124, 161
保険診療，漢方製剤の ········ 28, 78
ホスアプレピタントメグルミン ···· 108
補中益気湯 ······ 70, 83, 87, 88, 90, 112,
   135, 137, 146, 171, 182
ポビドンヨード ················· 133
ポリファーマシー ·········· 34, 37, 78

ま行

麻杏薏甘湯 ····················· 146
麻子仁丸 ············· 72, 123, 124, 125
末梢神経障害 ··················· 139
── が出やすい薬剤 ··········· 140
麻痺性イレウス ················· 126
ミアンセリン ··················· 176
味覚障害 ······················· 137
ミノサイクリン ················· 155
ミルタザピン ··················· 176
ミルナシプラン ················· 176
メコバラミン ··················· 146
メトクロプラミド ··············· 109
メトトレキサート ··············· 111
免疫チェックポイント阻害薬 ····· 167
木防已湯 ······················· 161
モルヒネ ······················· 123
問診 ························ 21, 85

や行

安井分類 ······················· 27
薬価 ·························· 38
陽証 ·························· 19

抑肝散 ········· 74, 90, 146, 171, 175
抑肝散加陳皮半夏 ··············· 177
予測性悪心・嘔吐 ··············· 105

ら行

酪酸菌 ························· 119
ラパチニブ ····················· 154
ラメルテオン ··················· 176
ランダム化比較試験 ············· 29
リスペリドン ··················· 176
六君子湯 ······ 76, 84, 87, 108, 109, 112,
   113, 119, 135, 171, 177, 182, 183
リドカイン ····················· 133
利尿薬 ························· 160
リンパ浮腫 ················· 158, 161
レゴラフェニブ ··············· 82, 154
レンバチニブ ··················· 154
ロートエキス ··················· 119
ロキソプロフェン ··············· 146
六味丸 ························· 161
ロペラミド ····················· 119
ロラゼパム ····················· 176

外国語索引

chemoreceptor trigger zone(CTZ) ···· 105
chemotherapy support team(CST) ·· 9, 40
Evidence Reports of Kampo Treatment
   (EKAT) ··················· 29
febrile neutropenia(FN) ········· 98
G-CSF ······················· 99
NSAIDs ···················· 41, 141
QOL ·························· 5
SN-38 ······················· 116
Standards of Reporting Kampo products
   (STORK) ··················· 29
UGT1A1 遺伝子 ··············· 118

著者略歴

元雄 良治（もとお よしはる）
金沢医科大学腫瘍内科学 主任教授

1980年東京医科歯科大学医学部医学科卒業，1984年米国テキサス州ダラス・ワドレー分子医学研究所研究員(2年間)，2003年金沢大学がん研究所腫瘍内科助教授，2005年より現職．日本臨床腫瘍学会がん薬物療法専門医・協議員・指導医，日本消化器病学会財団評議員・専門医・指導医，日本内科学会評議員・専門医・指導医，腫瘍内科医会代表，日本がんサポーティブケア学会評議員・漢方部会長，日本東洋医学理事(EBM委員会担当)・指導医・専門医，和漢医薬学会理事，国際東洋医学会(ISOM)会長，国際漢方医学会(ISJKM)副会長，日本膵臓学会評議員，日本医学英語教育学会理事，日本肝臓学会専門医，米国内科学会フェロー(FACP)．

著書に『全人的がん医療：がんプロフェッショナルを目指して』(じほう，2007年)，『初めの一歩は絵で学ぶ 腫瘍学：知っておきたいがんの知識とケア』(じほう，2015年)，『まるごとわかる！ がん』(南山堂，2017年)などがある．

エビデンスを活かす
漢方でできるがんサポーティブケア

2019年 6月 14日　1版 1刷　　　　　　©2019

著　者
　　元雄良治

発行者
　　株式会社 南山堂　代表者 鈴木幹太
　　〒113-0034　東京都文京区湯島 4-1-11
　　TEL 代表 03-5689-7850　www.nanzando.com

ISBN 978-4-525-50151-8　　定価（本体 2,800 円＋税）

JCOPY ＜出版者著作権管理機構 委託出版物＞
複製を行う場合はそのつど事前に，(一社)出版者著作権管理機構(電話03-5244-5088，FAX 03-5244-5089，e-mail: info@jcopy.or.jp)の許諾を得るようお願いいたします．

本書の内容を無断で複製することは，著作権法上での例外を除き禁じられています．また，代行業者等の第三者に依頼してスキャニング，デジタルデータ化を行うことは認められておりません．